U0295247

现象学视域下的
病患痛苦研究

Research on Patient Suffering from the
Perspective of Phenomenology

童天朗 著

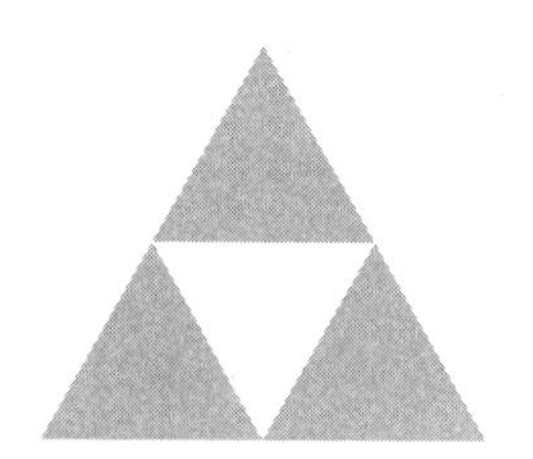

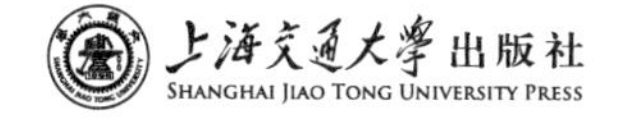

内容提要

本书尝试在现象学的视域下，以理论分析和个案分析为主要研究方法，考察影响医学人文关系的核心问题——病患痛苦，并结合哲学、心理学、医学、社会学、人类学等学科的研究成果，探讨如何改善医学人文关系的问题。全书共分为六章：绪论、医学的本质、医学人文关系发展演进、医学人文关系中的核心问题——病患痛苦、现象学视域下痛苦的改造、现象学视域下痛苦对医学人文关系的影响。本书可供从事医学人文、医学哲学及医患关系的研究者阅读参考，也可供其他感兴趣的读者参考使用。

图书在版编目(CIP)数据

现象学视域下的病患痛苦研究/童天朗著. —上海：上海交通大学出版社，2024.4

ISBN 978-7-313-30206-9

Ⅰ.①现… Ⅱ.①童… Ⅲ.①医学—人文科学—研究 Ⅳ.①R-05

中国国家版本馆CIP数据核字(2024)第037567号

现象学视域下的病患痛苦研究

XIANXIANGXUE SHIYU XIA DE BINGHUAN TONGKU YANJIU

著　　者：童天朗
出版发行：上海交通大学出版社
地　　址：上海市番禺路951号
邮政编码：200030
电　　话：021-64071208
印　　制：浙江天地海印刷有限公司
经　　销：全国新华书店
开　　本：710mm×1000mm　1/16
印　　张：9.25
字　　数：118千字
版　　次：2024年4月第1版
印　　次：2024年4月第1次印刷
书　　号：ISBN 978-7-313-30206-9
定　　价：78.00元

前言

医学人文关系是医务人员与患者在医疗过程中产生的特定医治关系。著名医史学家亨利·E.西格里斯特(Henry E. Sigerist)曾经说过:“每一个医学行动始终涉及两类当事人:医师和患者,或者更广泛地说,医学团体和社会,医学无非是这两群人之间多方面的关系。”当代中国的医学人文关系一直是社会关注的热点。从现状来看,医生和患者之间确实存在着某种“隔阂”,即医生对疾病的理解与患者对疾病的体验之间存在着明显的差异。临床上的患者被医生告知罹患疾病后,会有一种“被抛入另一个世界”的感觉。就像海德格尔(Martin Heidegger)所说的“被抛”,我们可以称之为“二次被抛”。当医生以生物医学和治疗疾病为重点却忽视了患者的现实痛苦时,就造成了上述的“隔阂”。对患者而言,医生不仅仅意味着是治疗疾病的专业人士,更具有心理学和社会学的涵义。遗憾的是,医学技术的发展并不能解决上述问题。随着远程医疗和互联网医疗的快速发展,医生和患者之间越来越多地出现“非面对面”或者“非接触”的情况,从某种程度上加重了这种“隔阂”。因此,我们需要以新的角度去探索医学人文关系。

当代哲学研究中,现象学是最重要的一种哲学思潮。现象学从诞生之初就关注人类的身体，现象学的奠基人胡塞尔（Edmund Husserl）、存在主义哲学的创始人海德格尔、法国存在主义的杰出代表梅洛-庞蒂（Maurice Merleau-Ponty）等学者都提出了自己的观点。当医学人文关系被纳入现象学的视域下进行分析时，就意味着医学人文关系的分析又多了一种哲学的视角。当代医学人文关系的主要特点表现在医学技术的飞速发展，医护人员借助高科技可以即时了解患者的生理指标，患者似乎也能随时联系医护人员，然而医患的“隔阂”似乎却加深了。患者对医学人文关系中的心理需求愈发凸显。在这样的背景下，在现象学视域下探讨改善医学人文关系的方法是一种新的尝试。

笔者基于工作实践，尝试在现象学的视域下，以理论分析和个案分析为主要研究方法，考察影响医学人文关系的核心问题，即病患的“痛苦”。结合哲学、心理学、医学、社会学、人类学等学科的研究成果，以医学人文关系中的“痛苦”为重点，在现象学的视域下，探讨如何改善医学人文关系的问题。

本书共六章。第一章，绪论。主要介绍本书研究内容的目的和意义、问题的提出、研究的背景、国内外关于现象学与医学人文关系的研究现状，以及本书的研究对象、研究方法、研究思路、研究的主要内容和结构安排。

第二章，医学的本质。主要介绍了医学的目标、医学与实践的关系，以及医学与现象学的关系。当下，医学的目标被认为是正在发生变化的，从狭隘的只关注身体，到更大范围的关注人的疾病来源和痛苦的缓解。实践具有内在利益，医学实践的内在利益与减轻痛苦的医学目标息息相关，可以通过巧妙地选择和互动，实施适当的干预而减轻痛苦。现象学视域下的医学方法提供了一种丰富而有力的手段来阐明医生和患者对病患的不同理解。当我们将医生的生活世界与患者的生活世界、将疾病的科学概念化定义与疾病的经验定义进行对比时，医生和患者的病患概念所具有的不同内涵就会变得明显起来。对其进行解释，可以帮助我们理解目前医生和患者之间的“隔阂”。

第三章，医学人文关系发展演进。西医学与中医学是两种不同的医学体系，随着各自的发展而呈现出不同的医学人文关系模式，后期出现了东、西方医学模式的融合，形成了新的医学人文关系模式。当代中国存在着新时代的医学人文关系，该医学人文关系受到医学疾病观和生物医学模式的共同影响，医学实践也对这种医学人文关系产生了重要影响。

第四章，医学人文关系中的核心问题——病患痛苦。从现象学视域观察患者痛苦，这一范式包含了对疾病的理解，这为医生提供了比纯粹的疾病生物医学模式更广阔的视野。

第五章，现象学视域下痛苦的改造。本章的核心是试图表明在不可避免的痛苦的损失中可以有所获得。具体而言，笔者认为痛苦可以通过意义来改变。这意味着一种转变的状态，在这种状态下，外表、形式自然发生了变化。即使在不可避免的痛苦的重大损失中，这种变化也总是包含着获益。大量文献表明，在现代医疗中并没有充分解决痛苦问题，缺乏将不可避免的痛苦转化为获益的具体方式。通过意义的归属，将疾病融入一个人的生活叙事中，并将一个人的生活重新定位于“实现”而不是世俗认为的“成功”，痛苦有可能被转化为获益，如爱、自我超越和真实的交流。

第六章，现象学视域下痛苦对医学人文关系的影响。首先讨论了医学人文关系的独特性，继而分析了医患“隔阂”的必然性和医患之间情感的萎缩，重点是将现象学的理解应用于医学人文关系。本章通过在医学实践中采用现象学方法，阐明了医生可以扩大视野以涵盖患者痛苦的方式，强调了在临床实践中注意患者的主体性和“生命世界的声音”的重要性。此外，现象学理论强调医生对以神秘和生动的存在在临床相遇的“臣服”的重要性。在医学实践中融入现象学是帮助患者发现痛苦的意义的门户，这为患者打开了内在的满足感和大量其他获益。

笔者认为，医生不能等待医疗保健或医学教育的系统性变化，而是可以在痛苦的缓解和转化中发挥强大的作用。这可以通过在医学实践中采用现象学手段来实现，前提是医生对患者在疾病中遭受痛苦的生活经历高度关注。现象学手段不排除生物医学模型，而是扩大了医生的视野，以涵盖痛苦患者的生活世界。这种发展的现象学手段可以无缝地结合到大多数普通的临床接触中，对时间的需求很小，并且在患者依从性和总体满意度方面可能提供很好的结果。通过这种发展的现象学及其在临床中的应用，医生有机会为痛苦的患者提供强有力的帮助。

童天朗

2023 年 12 月

于海南博鳌

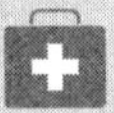

目　录

第一章

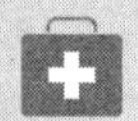

绪　论

第一节　现代医学的危机

英国 17 世纪著名生理学家哈维（William Harvey）通过测量和计算，并使用比较解剖学的方式去研究人和动物的生理现象，由此提出了新的生理学理论。这种方法让哈维通过“数理”的思维方式去理解人体，也让医学开始走上了“科学之路”，堪称医学史上的革命。哈维的这一发现对我们今天认识生命、了解疾病具有重要意义。同时，哈维的科学研究活动也为人类提供了许多有益的启示。

随着现代科学技术全方位地融入这个世界以及互联网技术的不断发展，以大数据、云计算和人工智能为代表的新型信息技术正逐步应用到医学领域中。信息技术改变了人们获取医学知识的方式、获取信息的渠道，以及医生与患者之间互动交流的模式，并将给传统的临床医学带来巨大变革。科学技术已经深入到医学领域的每个角落，医疗技术的水平与高科技装备的水平近乎画上了等号，临床医生越来越依赖实验室和医疗设备。无论是医生还是患者，对使用先进技术治疗疾病的效果可以说已经到了近乎迷信的程度。不可否认，科学技术对推动现代医学的发展起了非常重要的作用，但这也正是造成现代医学唯技术主义危机的原因。正如一位哲学家所说，技术“座架”或“集置”，不仅控制了人们全部的社会生活，也理所当然地控制了医疗的整个行为过程，遮蔽了患者是一个活生生的人的现实。现代医学可以说已经到了唯科学主义的地步，而这种倾向又导致对患者与医生之间关系的片面理解，使患者在面对疾病时只能被动地接受治疗，同时还造成医患之间关系冷漠、信任危机等问题，严重影响了医患双方的身心健康。因此，我们应该意识到我们要做的，不应该只是把科学和医学当成纯粹的理性工具来使用，而应该把它当作一种实践活动、一种生存方式去对待，并通过这种实践活动来获得对生命存在的价值与意义的真正理解。在这一前提下，医疗才可能成为一项具有深刻人文内涵的社会活动。

一方面，现代科学技术在医疗领域展现出无比强大的能力，计算机已经能够模拟人类大脑的部分功能，智能化的医疗设备也广泛应用于临床诊断。脑科学的研究取得一项又一项瞩目的成果。类似“抑郁的神经环路解剖”的课题已成为常见研究；情绪可以被计算；能被人脑控制的机械手臂正展现着不可思议的功能；意识、语言、推理也都可以依据脑科学来假以解释，并被还原到物理、化学等学科中以求得到精确计算的数据。计算性的技术思想成为唯一的思维方式，并为人类所接受和实践，或许在不远的将来“缸中之脑”真能得以实现。然而，在另一方面，现代科学技术又置身于束手无策的尴尬境地。抑郁症的全球发病率和自杀死亡率逐年上升。据世界卫生组织统计，目前全世界有 3 亿多人患有各种不同类型的心理障碍（包括抑郁、焦虑、强迫），其中相当一部分是由计算机技术引起的。又如，新型病毒仍不断在全世界流行，现代化的疫苗研发速度似乎总也赶不上病毒的变异速度。我们的医院越建越多，规模越来越大，但医院里的患者依然人满为患，看病的花费更是愈发惊人，医学人文关系越来越物化……这并不能说明现代医疗水平的先进或者进步，反而恰恰说明先进的医疗技术“造就”了更多的患者。先进的医学技术正蜕变为单纯的技术应用，医院管理的重点往往聚焦于经济效益，医生的眼里看不到患者的整体，甚至具体的器官也看不到，看到的是细胞、蛋白、分子、基因、受体，看到的是各种化验数据和各种影像学图像。技术“座架”或“集置”占据绝对的统治地位，现代科学技术解构人体，对象性思维根深蒂固，甚至人还没有出生，就已经被基因技术给“定制”了。

如何在最短的时间内吸引更多有价值的患者成为医院管理者的首要任务，也成为医疗服务领域研究和实践的热点。1985 年，美国马萨诸塞州波士顿新英格兰医疗中心首次采用临床路径概念和模式，这种模式受到了美国医学界的重视。国内效仿并不断发展，逐渐形成了各类疾病的标准化治疗模式。诊疗过程向工业化的生产流水线靠近，被诊断为有相同疾病的不同患者，不再被作为不同的个体来对待。医院管理的评价指标是门诊量、手术量和出院人数。对医生的评价越来越像评价科学家，科研项目经费多、科研论文发表多的医生似乎才是优秀和顶级的医生。

我在医院负责处理医疗纠纷的时候，遇到过一个案子，有位医生来投诉患者，他说当他很礼貌地提醒患者家属应该缴纳费用的时候，这位患者家属突然勃然大怒，并且攻击了他。这位医生觉得非常委屈，并且不能理解。当事医生平时比较负责任，而且对患者的态度也是比较好的。为什么会发生这种事情？我约了这位医生于凌晨一点在医院走了一圈，重点去了重症监护室的所在地。深夜里，我们看到许多家属在病房走廊上席地而卧，大多数人还没有入睡。我们也正好碰到了那位之前勃然大怒的家属。我和他简单交流了一下，得知他是一个农民，今年 38 岁，孩子刚 3 个月。他的孩子患了先天性心脏病，手术后在重症监护室待了一个多月，医疗费用已高达 20 多万元，家里亲戚朋友能借的钱都借了，而孩子还没有脱离危险期。为了省钱，他舍不得住宾馆，也担心医生会随时找他，所以就睡在重症监护室门口，吃不好，睡不好，情绪非常焦虑。当事医生此时就理解了这位家属为什么会突然勃然大怒。他看到家属痛苦的表情后说:“我和他之间有隔阂,我们的世界其实不一样。”个体日常生活的世界是一个特定经验和常识的世界,是一个特定的、社会化的、实在的文化世界,每个个体由于职业的不同形成自己特定的生活世界,这也是医患“隔阂”产生的部分原因。因此,我们可以运用现象学的方法去考察医学人文关系中的这种“隔阂”。

21 世纪医学的核心目标之一是减轻患者的痛苦,而现代医学似乎并不关心这个问题。一个患者因为“长期腰痛”就诊,医生通过 CT 和磁共振检查后诊断为“腰椎间盘突出症”,并采用“髓核摘除术”的治疗方案。然而术后患者依然腰痛,医生拿出各种影像学证据证明该患者的腰椎间盘突出症已经治好了。这就是技术殖民日常生活世界,医生与患者对疾病的理解不同,造成了医学科学与生活世界分离的结果。诸多现象表明现代医学的危机已经到来。医生在现象学视域下思考医学的目标,使患者恢复健康,重回生活世界,关心患者切身的痛苦并帮助他们减轻痛苦;从现象学视角出发探讨“以患者为中心”理念的内涵及其对临床工作产生的影响。作为一种新的思维方式,“以患者为核心”强调以主体和客体之间存在着不可分离的联系来理解疾病,医生要树立“以人为本”的思想,尊重人的生命价值。

第二节　国外研究现状

现象学由德国著名哲学家胡塞尔(Edmund Husserl)开创,胡塞尔继承并发展了布伦塔诺(Franz Clemens Brentano)的意向性(intentionality)概念,并将为其定义为一种赋予意义的活动。胡塞尔建立起了以意向性为核心的先验现象学,提出了本质还原和先验还原为基础的现象学方法,为现象学的后继发展提供了多种可能性。值得注意的是,胡塞尔关于现象学的探索，原本是为了在社会价值体系动荡的年代，能够为人们重塑稳定永恒的价值观，并为此建立科学研究的基础[1]。胡塞尔现象学中“首先标志着一种方法和思维态度”和现象学的基本原则“面向事物本身”的观点被后续大多数现象学的研究者所赞同[2]。

胡塞尔在其后期的哲学研究中把主要精力投入到对生活世界理论的关注上，在生活世界理论的框架内将世界划分为生活世界与科学世界。在胡塞尔看来，生活世界始终保持着人与世界的统一性，生活世界保护着人的生活目的、意义与价值，这与科学世界是大不相同的。相较于科学世界来说，生活世界为科学世界的成立与建立提供了基座，它是人类经验反思的基础。而在此过程中，“生活世界”作为一个重要维度，被纳入科学认识活动之中，并发挥着举足轻重的作用。

在后继的研究者中，梅洛-庞蒂（Maurice Merleau-Ponty）、萨特（Jean-Paul Sartre）等发展出不同观念特征的现象学研究。在《存在与时间》[3]一文中，海德格尔（Martin Heidegger）批判了胡塞尔的“纯粹意识”的本源性质，强调“存在”比“纯粹意识”更为本原。某些存在主义哲学家始终将胡塞尔“现象学”看作是一种方法而不是先验哲学，认为现象学具有存在论倾向，并提出从现象学角度来思索技术层面的根本问题的研究视角。他觉得技术的本质其实不是技术因素，并将现代技术的本质称为“座架”。在他看来，“座架”本身不是一种技术因素，而是现实事物作为一种特殊持存物而自行解蔽的方式。技术的本质与人类的生存息息相关，并且来自人类的生存。他对技术的哲学追问对伊德（Don Ihde）后现象学技术哲学思想的形成和发展产生了重大影响。

梅洛-庞蒂[4]在《知觉现象学》中批判了胡塞尔把意向性看作是先验意识的观点，同时也指出了“以存在的超越性来取代意识的意向性”的做法具有局限性，在借鉴胡塞尔现象学的基础上，确立肉身意向性的原始性，建立起知觉现象学。他把知觉作为自己理论的出发点，把身体当做一种独特的、含混的、人类根本的存在方式，提出现象身体的概念，以区分对象身体。认为对象身体是一种各部分相互外在的存在，身体诸部分以及身体与其他对象之间只有外在的因果关系。现象身体的意向性表现在：它能够在自己的周围筹划出一定的生存空间和环境，并与世界进行一种交互的相互作用。梅洛-庞蒂将现象身体定义为“在者是存在的载体”。现象身体具有格式塔特征的视域结构，交互卷入特定的世界之中，具有“世界性”。

在身体现象学领域，萨特[5]在《存在与虚无》中批驳了哲学上的二元论，从而确立了他的现象学一元论，指出现象作为显象存在，即“现象在存在的基础上表达自身”。胡塞尔曾区分了“躯体”和“身体”。他认为广义上的躯体所标识的是空间物理事物，广延性是躯体本质的核心，狭义上的躯体就是指人的身躯，也就是人的物理组成部分。身体则是躯体和心灵的结合点，世界统一于身体。借助胡塞尔“躯体—身体”理论，萨特将身体分为两种——存在性的身体和想象性的身体。存在性的身体是萨特身体现象学的重要着眼点，它分为三个维度，即“我使得我的身体存在—我的身体被他人使用和认知—我作为被身为身体的他人认识的东西而为我的存在”。但萨特身体现象学中最容易被学术界忽视的观点是，一个人对自己身体的直觉中有想象的身体。在此之后，伊德的后现象学从梅洛-庞蒂身体现象学中抽出了知觉和体现性的概念，将实用主义引入现象学，以变更理念为中心方法，纳入了技术的物质性、身体技术、实践的文化语境等因素。伊德技术现象学的核心任务是描述“人—技术关系”，描绘生活世界的形态。伊德在描述“人—技术关系”时，提出了技术对人们的视觉和听觉经验转化的意义[6]。高度的中介性，是现代医疗技术的特点。手术机器人的自动化程度越来越高，手术医生和患者之间的距离就越来越远。事物表面和背后的运作机制之间产生了巨大差距，这导致我们愈发难以理解这个世界本来的样子。

作为一种基于定性研究的方法论[7]，现象学对 20 世纪以来其他学科的发展也产生了重要的影响。20 世纪 70 年代，德国海德堡大学校长克里克(E. Krieck)将范梅南(Max Van-Manen)[7]现象学理论引入了教育领域,从生活本身开始,通过反思与孩子的交往更好地理解教育生活。同时,范梅南也是实践现象学概念的提出者。实践现象学指的是各种致力并服务于专业工作者实践和日常生活实践的探究[8]。其方法论广泛运用于艺术、心理学、医学、健康、护理学、技术等领域的相关研究中,为研究者提供了新的视角去审视教育现象以及教育过程中涉及的一系列问题。在我国的基础教育改革背景下,现象学方法被引进教育领域进行本土化应用已经成为可能。

在医学领域的运用中,如何将个人对疾病的第一手经验纳入更广泛的医学理解中,是医学理论和实践中的一个重大问题。现象学认为人与世界之间的关系可以通过意识来把握。在哲学背景下,现象学强调主体对现象的感知,以此作为研究的前提,对自然主义提出质疑,为解决这些问题提供了很大可能[9]。20 世纪 90 年代,美国著名生命伦理学家、医学哲学家图姆斯(S. K. Toombs)[10]在其著作《病患的意义——医生和病人不同观点的现象学探讨》(*The Meaning of Illness — A Phenomenological Account of the Different Perspectives of Physician and Patient*)中,批判"患者以'生活世界'的态度直接体验自己的疾病"的做法。因为直接体验就是知觉体验,它总是先于科学观察,图姆斯指出需要运用现象学素养对生命躯体、人类疾病的本质和医学的目的进行深刻反思。在胡塞尔现象学理论中,也区分出了先验现象学和现象学心理,两者都包含着现象学"还原"的涵义,但两者是在不同层面上的还原。先验现象学将外部世界(包括个人的心理)进行悬搁,以便揭示意识的最终结构。而现象学心理学的还原是一种"本质还原",即把现实中存在的事物还原为意向结构的本质,正是这种意向结构赋予事物以意义。图姆斯在自己的研究中贯穿着现象学心理学的分析,认为:"给特定事物以严密精确的心理现象学描述而不必将每一事物带回超验层面是完全可能的"。同时,图姆斯在《病患的意义》中对胡塞尔的"主体间性"也提出了质疑。胡塞尔的主体间性概念以先验自我为基础，考察一个"客观的"世界如何可以在先验的层次上组成。而图姆斯则认为，在现象学心理学的层面上，"以自然的态度对作为主体间性的世界基本性质提供描述性说明"也是可以的。此外，图姆斯在对身体和病患以及医患双方不同侧面的分析中更多地借鉴了梅洛-庞蒂等人的见解。

图姆斯提出，医生与患者之所以对疾病的理解有如此大的不同，是因为他们的对话语境不同。赫尔斯特罗姆(O. Hellström)等以此为指导，在《医患互动的现象学分析》一文中批判了医生完全依赖生物医学模式，以"医学的声音"为主导，导致医患之间"情感萎缩"的现象。同时，通过对一例精神疾病患者治疗过程的实证分析引出对患者叙述重要性的探讨，认为医生在大篇幅的对话中会发觉可能导致疾病的表征与患者出现症状之间的关联，从而为医生的治疗实践提供建议[11]。除了图姆斯具有代表性的探索以外，在医学哲学的研究中，众多研究者均表示将现象学的观点引入医学，能够更好地定义健康、疾病和患病的概念[12]。在此阶段，美国哥伦比亚大学长老会医院的内科教授丽塔·卡伦(Rita Charon)[13]于 2001 年提出"叙事医学"的概念，此概念是在"生理—心理—社会"这一新的疾病认知模式逐步建立和医学人文精神被呼唤回归的过程中诞生的。她认为，医患双方的生死观、对疾病体验和疾病本体论的不同理解等各种因素都能造成医患之间的沟通冲突，而增强医学中的叙事性，则可以尽量弥合技术企及不到的医患之间的裂隙。2011 年，在《现象学及其在医学中的应用》[14]一文中论证了现象学对临床医学的实用性，批评了在当前标准的医学会谈中，"医学的声音"占主导地位，医生掌控着会谈的形式和内容，并且掌握着会谈主导权这一现象。为了描述疾病的经历，该文章采用现象学的方法，让身体发挥中心作用，承认感知的首要地位。他们对生物躯体和活的身体进行了区分、对身体的习惯性进行了分析，用运动意向性和意向性弧的概念捕捉疾病的体验，并以此来缩小对疾病体验感的客观评估与多样化的主观体验之间的差距。在深入了解疾病的基础上,医生和患者之间建立更和谐的对话,医护人员能更为具体的了解疾病对患者生活世界的影响。

2012 年格尔戈尔(T. L. Gergel)[15]在《医学与个人:现象学是答案吗?》一文中,对当前医学的现象学方法进行了回顾,考察了这种哲学方法的动机以及所面临的主要问题。批评了在日常医学诊疗过程中,医生普遍没有"将患者对疾病的第一手经验纳入更广泛的医学理解",并思考如何让这种哲学方法成为医学中有用的工具。

2014 年,斯维纳乌斯(F. Svenaeus)[16]对疾病中"痛苦"这一概念做了现象学的探讨,重点放在与医疗实践和生命伦理学相关的问题上,试图解释为什么痛苦会涉及许多与日常生活不同的事情,例如身体疼痛、无法进行日常活动、无法实现核心人生价值观等。研究从卡塞尔(Eric Cassell)和斯凯瑞(Elaine Scarry)的作品中进行发现并加以扩展。研究中,痛苦被解释为一种潜在的疏远情绪,让人失去生活的目标和意义,痛苦包括不同层次的痛苦经历,这些痛苦经历通过痛苦情绪联系在一起。痛苦本质上是一种感觉(情绪),但同样地,它影响并贯穿了人的整个生命过程,包括如何在世界上行动,如何与他人沟通,如何理解和看待生命中的优先事项和目标。在不断延伸的研究过程中,不断有学者回归到现象学理论的本质,反思现象学在医学领域内的片面使用。2015 年,肖尔(Sholl)[17]认为,用"回到患者本身"的现象学观点来理解疾病与健康,存在一些误解和局限,这些局限包括对"自然主义"的错误而片面的解释。

科图(M. Kottow)[18]在《现象学与医学的若干思考》一文中,以更加严格的先验现象学和后现象学理论方法批判了目前很多研究对健康(health)、疾病(disease)、生病(sickness)、患病(illness)以及临床遭遇等关键概念的混淆,试图解决生物医学模式下对携带疾病生存时忽视的问题。2018 年,Kim[19]在通过深入研究《存在与时间》中描述的"无家可归"(unheimlichkeit)的概念,以及它与疾病体验和健康体验的相似性,以确定现象学存在论中一些可以应用于医学现象学的重要概念。但伊巴戎多(B. Errasti-Ibarrondo)等学者[20]也提示,由于对传统现象学本身认识的不足,许多研究结果出现了错误,其研究虽然名为现象学方法论,但研究内容并非真正的现象学。利用现象学开展定性研究没有固定范式的方法可言,越是简单的流程与模式,越是要警惕片面理解和使用现象学行为。

诺伊鲍尔(B. E. Neubauer)[21]在《现象学如何帮助我们从他人的经验中学习》一文中,批判了目前医疗从业人员的情感淡漠、缺乏“共情”现象,指出现象学可以提供一种了解他人经历,并与他人共情的研究方法,并通过考察现象学的两个分支——先验现象学和解释现象学,对这两个分支的存在论、认识论和方法论的差异进行分析,进而说明如何利用现象学进行实践研究。2019 年,克里斯安(H. T. Crisan)等[22]发表的研究也认同区分现象学的两个主要分支,以便更好地阐述两种方法对医学发展的作用以及局限性。麦迪亚(L. Madeira)等[23]于 2019 年进一步通过现象学的方法对患病过程中一些不可思议的体验,例如,对不安、恐惧以及失控的感觉进行识别和描述。

纵观国外相关研究脉络,可以说,经过几十年的演进发展,现象学不仅仅在逻辑学、语言学、社会学、美学、文学等人文社会科学领域影响深远,还扩展到生理学、病理学、心理治疗技术等医学以及自然科学领域。西方学者多数会以某一现象学的论著作为研究基础,探究如何通过其中的哲学思辨理论来弥合医学、疾病与患者之间的技术现实与意识的鸿沟,主体性、意向性、无家可归感、知觉分离、痛苦等与疾病相关的研究切入点被不断挖掘与发现、论证与讨论,得到众多有益的启示。有部分学者甚至开始反思现象学目的性的误用行为。疾病的复杂性,尤其是疾病中的痛苦的多样性以及技术的进步和现象学的丰富性,使得这一主题永远值得被探究。

第三节　国内研究现状

国内学者中,邱鸿钟被认为是将现象学引入到国内医学领域的代表性研究者。1999年,邱鸿钟等翻译了美国学者图姆斯的著作《病患的意义——医生和病人不同观点的现象学探讨》。在后续的研究中,邱鸿钟将图姆斯的研究称为"哲学与敏感体验的一次偶遇",从而碰擦出了关于患病意义的火花,指出现象学指导我们超越生物医学把疾病客观化和抽象化的眼界,将病患中人的生活世界和生存样式的变化作为新的逻辑起点,从存在意义角度讨论疾病的意义和医学目的。邱鸿钟还从梅洛-庞蒂"反思的我"和"非反思的我"的思想角度,凝练阐述了病患意义构成的四个层次,即感觉经验层次、感觉患病的体验层次、疾病的认识层次以及疾病状态的认识层次。在感觉患病的层次中,疼痛感就已经变成了病患意念,由此引出病患意义对临床价值的探讨和指导[24]。

在对图姆斯著作进行深刻解读之后,邱鸿钟[25]对现象学的探索越发深入,他发现,"现象学回归到对人的关注"这一主张与"将医学视为活人之术"的传统中医精神一脉相通,之后他又辩证地对中国传统医学经典著作《黄帝内经》中"神"和"心"及其相关命题进行了现象学的还原分析。

国内医学人文关系的研究多以经济、文化、社会因素为导向,探讨矛盾的症结所在,多从体制、政策、医生本身、患者本身等角度给出建议;而将哲学思想引入到对医学人文关系的探讨中,则可以多从伦理学这一哲学范畴的角度进行深入研究,指导医患沟通的方式方法[26]。该领域从现象学层面的探讨较为少见,除邱鸿钟以外,刘虹[27]应用梅洛-庞蒂身体整全性和本体性存在的思想——把人的存在确定为作为身体的存在,把精神统一于身体,打破笛卡尔(René Descartes)身心二元论,提出考量医学干预的限度是否逾制僭越的关键就在于这种干预是否"着眼于人体内环境的稳定和平衡",医学干预的任务只能是助力身体健康的恢复,而不能变换"我"的身份,成为重塑身体的主宰。这也为医学伦理的底线提供了参考。鲁琳[28]从现象学家施密茨(Hermann Schmitz)的身体哲学思想出发,为医学认识身体提供了一种哲学治疗学的新图景。一些感觉器官无法理解的医学症状,可以从本己身体感觉中得到现象学的合理解释。本己身体感觉大多表现为疲劳、失眠、焦虑等不具备与器官感觉相对应的位置特点,因此无法用感觉器官或仪器设备来感知和测量。但本己身体的感觉是客观存在的,疼痛感是在临床实践中时常与器官或组织的损伤并不相关的感觉、情感、认知和社会维度的痛苦体验。如果摒弃归为身心二元论的解释,而归入本己身体感觉结构自然就可引出缓解疼痛的方法。笔者认为如果可感知的本己身体超越了个体的身体,进入一个由身体感觉范畴或其他相关范畴所组成的更大整体,就达到了入身的共生情境境界,而医患之间如果达到一种入身,那么双方都能通过对方反应于自身身体感觉的转变中有所领悟,促进医患间的信任。

汪政宇[29]探讨了由现象学及身体现象学延伸的叙事医学于 2011 年引入国内后的应用情况,并对其如何影响医学人文关系发展做了评述。作为叙事医学的延伸,杜治政[30]提出了"真实世界"这一概念,并将其引入临床判断。2020 年,申张顺等[31]由身体的整全性和本体性出发,提出患者真实世界理论,以关注患者感受为切入点,探讨患者作为"人"的整体改变,了解病痛是患者主观感受上的真实体验,而因患病对生活和工作的焦虑、无助及渴望是患者内心的真实世界。申张顺等也指出医生进入患者的"真实世界",才能将自身的"真实世界"向患者打开,把所知的关于诊疗手段相关的经济风险、效果评价完整地呈现给患者,取得患者的信任,才能共筑医患共同体,实现最佳诊疗决策。

医学人文关系的研究永远与社会文化背景不可切割,同样,疾病中各类体感与情绪的表现与社会文化息息相关。身体现象学和知觉现象学对诊疗模式与医学模式的影响，在不同文化背景下有所不同。中国传统哲学注重“天人合一”，重视人与自然的和谐，西方则强调“人治”。中医学认为人体本身是一个有机的整体，生命过程具有整体性和统一性，西医对患者的治疗更多关注局部，但忽视了整体健康。因此，在东方文化的背景下，即使是用同样的分析手段，也会得出不一样的结论，认识到这一点可以更好地指导医学人文关系的发展。

综上所述，近几十年来，对医学模式、患病意义以及医患认知进行现象学探讨，以及在现象学视域下进行医学人文关系的研究和实践，在国内外已取得了较大进展。鉴于哲学理论缘起的优势，国外相关研究相对丰富，且具有先进性和反思性，而国内研究较国外滞后，缺乏医学领域人士对其自身进行反思和引导，且较少有学者敢于突破国外学者在研究相关问题时的哲学基本假设。现象学的哲思精髓对现代医学的意义，更多的是要对疾病诊疗模式产生深远影响，继而对医学教育的改革有所助益，而这仍需进一步探讨与研究。

第二章

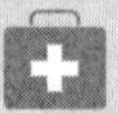

医学的本质

随着科技的不断进步和发展，医疗技术发生了质的飞跃，治疗的手段也随着科技的发展而增多，更多的疾病有了被治愈的可能。虽然机器人手术、远程医疗、基因组技术、干细胞技术、细胞治疗等各种新技术不断涌现，但现实中人们战胜疾病的信心仍然不足。由此引发我们的思考：医学的最初目标到底是什么？卡塞尔认为，自医学诞生以来，减轻患者痛苦是医学的主要目标之一[32]。痛苦是一种广泛而复杂的人类感受，意指会让人经验性地产生不舒服、不快乐等负面情绪的任何事物，它通常与受伤，或者会让你受到伤害的威胁联结在一起。肉体受到伤害而产生的痛苦感受，通常被称为“疼痛”。疼痛可以引起痛苦。医学的最初目的就是祛除由疾病引起的疼痛和痛苦。由于医生对患者痛苦的理解和患者所感受的痛苦程度存在差异，导致医生采取的治疗方法也有所偏差。同理，医生在处理由心理引起的痛苦和生理性病变引起的疼痛之间也会存在差异。自古以来，医学诊疗的目的是让患者的机体回到功能康复的状态，但在这个过程中，对患者心理上的关怀常被忽视。事实上，有很多疾病目前仍无法治愈，因此医生最主要的工作是管理疾病而不是治愈疾病[33]，而现实结果是患者仍在经受痛苦，而医生往往对痛苦的关注程度不够，也没有完全解决痛苦。

1927 年，皮博迪（F. W. Peabody）提出了一个开创性的结论："医学不仅是一个需要不断学习的职业，更是一种需要全身心投入的职业。"[34]本章将描述存在于患者身上但尚未被重视及处理的痛苦，并从现象学的角度探索其成因。

要想理解医学，不但要知道医学是一种传统的社会活动，而且更要把医学当作一种实践活动。

第一节　医学的目标

医学的目标是显而易见的吗？人们往往认为医学的目标是众所周知的，即通过有效的实践治愈疾病。大多数的医疗纠纷中，家属总把患者的死亡归咎于医生犯了错误，总认为科学这么发达，技术这么先进，疾病总是应该被治愈的，所以一旦生病总是千方百计地要到最好的医院，找技术最好的医生诊疗。每年的医院排行榜备受社会关注的原因也在于此。然而，不经过深思熟虑，人类追求优质医疗的愿望可能会完全落空。

我们关心医学目标的其中一个原因是，"现代科学似乎有了一些新的发展，提高了医学的某些目标（如拯救和延长生命），甚至超过了其他的重要目标（如减轻痛苦和获得安宁死亡）"[35]。我们需要全方位地认识医学目标，厘清目标之间的关系和等级，这样医生才能意识到医学实践的内在价值。

由哲学家卡拉汉（Daniel Callahan）和精神分析学家盖林（Willard Gaylin）创建的黑斯廷斯中心（Hastings Center）是德国的独立、无党派、跨学科研究机构，由哲学、法学、政治学以及教育学等多个学科组成。该中心于 1969 年创立了生命伦理学，并一直在不断发展。黑斯廷斯中心及其学者发行了关于健康、科学和技术领域的伦理问题的出版物，为政策、实践和公众对生物伦理学的理解提供了信息。1993 年，黑斯廷斯中心发起了一个题为“医学目标”的研究项目，这一国际多学科合作的项目旨在根据当代的现实和挑战，重新阐明医学的目标。工作组最终确定了四个目标：①预防疾病和伤害，促进和维持健康；②减轻疾病造成的疼痛和痛苦；③关怀和治疗患者，关怀无法治愈的人；④避免过早死亡并获得安宁死亡[36]。

卡塞尔认为，医学上的痛苦是与医学相关的威胁人身完整的严重痛苦状态[37]，“减轻痛苦”这一永恒目标仍然是医学一直以来的挑战和考验[9]。汉森(M. J. Hanson)和卡拉汉赞同卡塞尔的观点，认为医学的目标正在发生变化，即从狭隘地关注身体，转向更广泛地关注人的疾病来源和缓解痛苦[35]。同时，一些专家也表示，医学必须更聚焦于关注患者的痛苦[38-39]。虽然许多学者都认识到了“痛苦”这一议题，但我们需要更进一步的研究，不但要关注患者患病过程中不可避免的痛苦，更要在临床这一框架内认识和解决患者的痛苦。笔者拟在现象学的视域下分析上述问题。

尽管痛苦不可避免，但医生的职责是尽可能陪伴患者度过痛苦，并通过陪伴将这些痛苦转化为积极正向的体验。皮博迪在 1927 年就说过：“医学不仅是一个需要不断学习的职业，更是一种需要全身心投入的职业。”[34]这句话即使在当下看来也是正确的。医学是一种实践，麦金泰尔(Alasdair MacIntyre)将其定义为一种复杂的有组织的社会活动，具有不断发展的传统[40]。麦金泰尔是一位道德哲学和伦理学领域的学者，在两个领域都做出了突出贡献。在其代表作《德性之后》中，他认为严重的道德无序状态是当代西方社会道德危机的主要来源。道德的立场和原则，正在逐渐变成非常主观的选择和充满情感的表达，而这种改变的原因是对亚里士多德哲学中的目的论和德性论的抛弃。麦金泰尔认为应该重新回归到传统意义的德性论上。在医学领域，麦金泰尔的观点发人深省，他认为医学不是一种纯粹的理论，相反，它是一种实践。这种实践，可以被理解为医生与患者之间的解释性会谈，解释性的意思是医生需要向患者解释病情。可见，医学实践的核心其实是医学人文关系中人与人之间的关系。笔者拟采用现象学方法，观察在临床环境中遇到的疾病及其引发的痛苦，核心是探索医学人文关系，在这一背景下讨论如何达到减轻患者痛苦的目的。

我们在研究医学中的“痛苦”这一问题时，借鉴了汉森和卡拉汉的观点，即医学目标已经从狭隘地关注身体，转向更广泛地关注人的疾病来源和缓解痛苦[41]。为此，卡塞尔认为“减轻痛苦”这一医学的永恒目标，仍然是对医学的巨大挑战和持久考验[32]。

自古以来，医学的一个主要目标就是减轻患者的痛苦。随着慢性疾病的患病率越来越高，减轻痛苦作为医生最重要的职责具有重要的当代意义。痛苦有无数种表现，疾病的痛苦是对疾病本身的体验或认知的反应。恐惧、绝望、极度疲劳、对未来的焦虑以及无助的感觉就是这种痛苦的具体表现。在疾病慢性发作或疾病晚期时，其他形式的痛苦(如对生命的意义和痛苦本身的意义提出了存在主义式的疑问)也会出现。但这些问题似乎超出了医学和生物学的领域。在临床医学中采用现象学的视域，可以使得医生依靠其经验和对病患世界的感知来关怀患者。由于人类本身的局限性，即便是最有人情味的关怀也会存在局限性。所以采用现象学的实践方法可以大大克服生物医学方法的局限性，为痛苦的患者提供帮助，并关怀那些无法治愈的人。这是哲学和医学结合的一种益处。

在古代，获益是通过特定行为的实践来实现的，直到这些行为成为习惯。获益可以通过一个人的选择获得，方式就是通过选择以某种方式行事，然后刻意练习养成习惯。因此，获益和习惯之间有很强的关系。利益允许医生在医学实践中追求内在的东西，而医生通过培养特定的习惯来追求这些内在的东西，有些人称之为“思维习惯”。

进入现代,随着科学技术的高度发展,医学界对医学作为一门科学的认知提升到了前所未有的高度。但随之而来的则是现代性视野下由技术至上主义引发的深刻的人文危机。借助大量精密的仪器与设备,医学工作者有意或无意地把以"人"为对象的医疗过程转化为以实验室数据、检查结果等为对象的科技过程。一种"视,而不见"的医疗模式使原本亲密的医学人文关系不复存在,患者由此从一个需要被关怀与拯救的真实之人变成了一个"待分析、待解决"的对象。在医院这样一个特殊空间中,拥有专业知识的医务人员相对于患者而言拥有绝对权威,这种权威最终被转化为一种微观的、隐形的权力,进而容易造成一种关系上的不平等,这会对患者的心理造成一定的落差感或对医生产生不信任的感觉。与之相伴而生的,是日益加深的医学人文危机。技术至上主义与知识权威主义作为现代性的表征和后果,正在受到医学界的正视和反思。一旦医学成为一种权力关系,人的尊严在它的视野中将被逐渐消解甚至解构。

每一种做法(包括医学中的)都被灌输某些思维习惯。这些思维习惯来源于人们自己熟悉的世界和叙事传统,它们代表着人对世界的某种独特的理解方式,并包含着某种实践的文化。这些思维习惯提供了一个有意义的视域,并通过这种方法来解释现实世界。凯斯滕鲍姆(V. Kestenbaum)指出,专业人士对某种情况的"感受"是基于他的思维习惯,这些思维习惯有一些是社会化的结果,有一些是偶然的结果,还有一些是与实践本身的文化相匹配的结果[42]。这些思维习惯对专业人士如何理解世界有着巨大的影响。同时他又指出,思维习惯构成了经验并构建经验的方式,这些方式并不完全被范式、模式和世界观等所影响。范式虽然是一种关于我们如何定位自己世界的方法,但也是思维习惯的结果。比如就"医生"这一职业文化而言,它是由范式和模式组成的结构,这种结构是一种自然化的、自发的、自觉的思维习惯。

医生的思维习惯很大程度上决定了他是否关注患者,以及他所看到的事物的意义。虽然医生很努力地建立以患者为中心的思维习惯，但在现代医学领域中，普遍的思维方式仍然是从客观的、可量化的数据的角度来理解疾病。事实上，医生通常认为这些临床数据完全代表了患者疾病的现实[10]。这些思维习惯使医生倾向于仅仅根据科学数据对患者的疾病进行分类，而科学数据却忽略了患者在疾病中的痛苦体验。

第二节　医学与实践的关系

当把医学描述为一种实践时，笔者引用了麦金泰尔的著作，他提供了一种适用于现代医学的哲学基础。

麦金泰尔早年就读于曼彻斯特大学，先后执教于曼彻斯特大学、利兹大学、波士顿大学与美国印第安纳州圣母大学，担任杜克大学荣誉教授。麦金泰尔是西方当代最重要的伦理学家之一，是伦理学与政治哲学中社群主义运动的代表人物。麦金泰尔从实践合理性、人生“叙事”统一性、道德传统三个背景概念界定了什么是美德。他把实践定义为，任何融贯的、复杂的并且是社会性地确立起来的、协作性的人类活动形式，通过它，在试图获得那些既适合于这种活动形式又在一定程度上限定了这种活动形式的优秀标准的过程中，内在于那种活动的利益就得以实现，结果，人们获取优秀的能力以及人们对所涉及的目的与利益的观念都得到了系统的扩展[43]。

实践获得内在利益和外在利益，两者是相对应的。一方面，外在利益是某个体的财产与所有物，某个体拥有外在利益越多，其他个体的外在利益就越少；另一方面，尽管内在利益也是竞争优胜的产物，但内在利益的获得则更有益于参与实践的整个共同体。某种实践包含各类共同的标准、对各类规则的服从以及得到利益。要进入某种实践，首先要承认这些标准有权威性，并参考此标准来评估自我行为问题。标准本身可以被质疑，但我们首先要承认目前已知的标准是最具权威性的，才进入一种实践。

内在利益是指只能通过特定的实践才能获得的美德，并通过行使利益权利而实现的利益。外在利益是指那些以其他方式获得的利益，这些利益不一定是惯例所固有的，也不一定只依附于惯例[44]190。利益是一种后天的人的特性，拥有这种特性往往使我们能够获得那些属于实践的内在利益，而缺乏这些利益实际上阻碍了我们实现这样的利益[46]191。

根据麦金泰尔的定义，临床医学不仅不是纯粹的理论，也不是应用理论。临床医学是一种实践，核心是人与人之间的关系，渴望达到优秀的内在标准，这就是麦金泰尔所说的内在利益。各种实践，如医学，都存在实践与该实践内在利益之间的相互依存关系[45]。本书述及的医学实践是由经过教育和培训的成员实行的，他们在各自的专业领域去接触并照护患者。有些哲学家会说，患者也应该被认为是医学实践中的成员。本书中，笔者限定患者并非医学实践的成员，医学实践的成员仅指受到正规医学教育的专业人士。

外在利益与内在利益不同。在医学实践中，外在利益可能包括威望、财富或权力，它们与实践的内在利益无关。例如，某网站可以评价某个外科医生是“最好的外科医生”，因为他医治的患者术后死亡率最低。这种高评价是指一种外在利益，在某种意义上，人们在行医之外可以赞赏它。然而，在医疗群体内部的医生会了解到，这位医生较低的死亡率也许是和他选择一些特定的患者有关，所以他不一定是最好的外科医生。因此，虽然医学的外在利益可以获得，但对决定一个好医生的关键因素没有影响。

内在利益是那些在实践中被推崇的优秀标准，作为参与实践的先决条件，并在过程中越来越受到赞赏和理解。例如，急诊科来了一名患者，主诉头痛，医生可以选择给这名患者打一针止痛药，而不去做进一步如头颅 CT 等的检查。虽然这名患者很高兴他的头痛症状减轻了，但其他同行并不会认为这位医生的水平高。儿科门诊发热的患儿很多，如果医生只是用激素类药物或者一些非甾体抗炎药物来为患儿退热，虽然退热很快，家属会很高兴，但是这并不能解决根本问题。相反，在医学实践中用优秀的标准来衡量，这些都是糟糕的治疗。

在上述两个案例中，我们看到了如何正确理解实践的内在利益，而且只有实践的成员才能充分认识和理解。那些在医学实践之外的人，包括患者本人，并不能完全理解医生在实践中所遵循的临床"优秀标准"的复杂性。

医疗实践的内在利益与减轻患者痛苦的医学目标息息相关，可以通过合理选择、互动和适当干预来减轻痛苦。医生在实践中评估和施行的，就是依据这种选择、互动和干预的临床标准，这也是内在利益在医患实践中的具体体现。笔者将现象学纳入医学人文关系，将有助于医生在医学实践中更好地把握内在利益。

1981 年，佩里格里诺（Edmund D. Pellegrino）和托马斯曼（D. C. Thomasma）医生共同出版了《医学实践的哲学基础》（*The Philosophical Basis of Medicine*）[46]。基于医学以关系为中心的创新观点，佩里格里诺和托马斯曼将医学简明地定义为通过工作、与身体合作和通过身体来实现个性化的相互同意的关系。这种关系是在医疗事件中体现的，即医生和患者之间的会谈。皮博迪、佩里格里诺和托马斯曼认为医学首先是实践，而不是理论。作为一种实践，它不应仅仅被视为应用医学理论或应用生物科学，相反，医学的本质是临床实践本身，其核心在于医学人文中所涉及的人与人之间的关系。

把医学描述为一种实践，既不是否认现代医学的科学性，也不意味着医学只是一门技术。这种描述的作用是解释科学和技术是如何在医学实践活动中统一起来的。皮博迪阐述了这种科学和技术的统一在医学实践中的重要性，即最广义的医学实践包括医生与患者的整体关系。它是一门以医学科学为基础的技术，但它包含了许多仍然不属于科学领域的内容。医学科学与医学技术不是对立的，而是相辅相成的。医学与医学技术之间不比航空科学与飞行技术更矛盾[34]。

而佩里格里诺认为医学是独一无二的，一方面是彻底地沉浸在实践中，另一方面又如此依赖于人性和科学[47]。2001 年，美国内科医生丽塔・卡伦在《内科学年报》上发表《叙事医学：形式、功能和伦理》一文，首次提出叙事医学的概念，这正是西方医学实践者近十几年面临科学与人文融合困境，寻求医学实践出路的努力之一。经由认知、理解、反思而产生的行动与实践，不仅能促进真正的医患沟通，而且能使医者超越技术理性的狭隘，拥有更广博、更深厚的人文精神维度。与将患者“对象化”“他者化”而使医学人文关系“非人化”的过程相反，“叙事”的过程将医者真正地“拉”回到真实的患者身边。通过对患者境遇、苦难的聆听与理解，医者重新拥有一条通往患者内心及疾痛深处的通道。其核心是指用叙事能力对他人的困境进行认知、解释并被触动，进而见之于行动的医疗实践。

没有苦难见证、思考的诊断是不充分、不完整的，观察记录与体验痛苦两者必须相互融合，才能在提升医学技术的同时，创造出更好、更完善的医学，真正地造福患者。疾病（disease）与疾痛（illness）区分开来，因为这是两个不同的世界，前者是医生的世界，后者是患者的世界；一个是被观察、被记录的世界，一个是被体验、被叙述的世界；一个是寻找病因与病理指标的客观世界，一个是诉说心理与社会性痛苦经历的主观世界，只有当这两者的区分被广泛地认知才有可能被真正地超越。笔者通过将医学描述为一种实践，试图探索它的基本要素，即医学人文关系和实践中的内在利益，并使用一种基于现象学基础、以人为中心的方法来探索医学人文关系。

第三节　医学与现象学

“现象学”这个词由两个组成部分，即“现象”和“逻各斯”。两者都可追溯到希腊语 φαινόμενον（显现者）与 λόγοζ（逻各斯）。它表示让人从显现的东西本身那里，如它从其本身所显现的那样来看它[48]30。现象是指显现的事物本身，它们是在经验中表现、揭示或显示的[48]31。

无论何种哲学方法被用于医学实践都必须从一开始就与医学实践产生共鸣。换言之，医学哲学必须揭示实践的意义，它必须是对医学实践中的意义及其组成部分的探索，作为这个探索的结果，它还必须有特定的用处[52]50。佩里格里诺和托马斯曼认为传统现象学是一种适合医学的哲学。他们注意到胡塞尔对生活世界（lebenswelt）的介绍：生活世界指的是一个实践经验的世界，生活世界被视为一切理论和思想的先决条件。每个人的经验都是独特的，由各种因素决定，包括文化、种族、家庭、精神、经济、教育等[46]50。一个人的生活世界由他的生活经验所构成；那些与他的生活世界脱离的经验是不能被其完全理解的。因此，在现象学中，生活世界是理论领域的限制因素。只有从生活世界中派生出来的理论，才是可行的，才具有必要的基础，而且只有能适用于日常的实践领域，才能获得认可[46]51。胡塞尔现象学要求回到具体的生活世界，最终能澄清科学，解释人类活动及其结果。生活世界的概念和实践经验对医学至关重要，因为医学是一门实践学科。实践有别于理论，是专业技能和知识的应用或使用。

因蒂雷（Mike Indyre）的实践概念也与这些现象学术语有着强烈的联系。在医学实践中，医生被纳入一个群体中，这个群体有着共同的活动方式，这些活动是根据群体中的人所认同的标准进行的。医学实践中的文化、标准、知识和互动方式共同塑造了医生的生活世界。医生的生活世界根据这些明确的标准(例如内在利益),塑造成利益实际化的环境。

在试图处理实际问题时,人们经常采用两种不同但相似的方法。一种方法是从经验的数据开始,并试图根据某种预定的思维方式而非基于事物的本质或现实对这些数据进行分类。另一种方法是预先定义一个框架,即一个抽象的理论,然后试图从这一抽象理论中推断出在具体情况下应该做什么,或应该如何调整经验数据。在结合现实的复杂性时,这种"调整"往往被证明是困难的,甚至是不可能的,因为这种思维方式把科学家的首要目标设定为保持其理论方法的纯洁性。现象学为人们提供了第三种方法,认为在经验材料本身中,存在理性因素,在经验数据的呈现中,存在反复出现的形式[49]。这些理性因素和反复出现的形式使我们能够辨别特定现象的本质以及隐藏在其中的基本规律。

胡塞尔现象学提出了对意识与世界关系的新洞见。自然思维态度是与哲学态度相对立的一种思维方式。按照胡塞尔的观点,自然科学与哲学科学的区分在于前者基于自然思维态度,后者则基于哲学思维态度。自然思维态度是一种想当然的预设某些东西的存在,它不关心认识的批判,而是直接指向事物,它认为认识深不可测,但它毫不质疑认识的可能性。在胡塞尔看来,自然思维态度最重要的特征就是毫无批判性地预设了某种东西的先在,事物自明地给予我们,主体与客体也是自明的存在。"自然思维态度尚不关心认识批判。在自然思维态度中,我们的直观和思维面对着事物,这些事物被给予我们,并且是自明地给予,尽管是以不同的方式和在不同的存在形式中,并且根据认识起源和认识阶段而定。"在笛卡尔、洛克(John Locke)等近代哲学家看来,意识呈现出以自我为中心的困境,即我们一开始所能确定的只是我们自己的意识存在和这种意识的状态。那么,这种意识就像一个封闭的盒子,不指向外部的事物。胡塞尔则将意识的本性揭示为意向性,意识总是关于某物的意识,它没有被锁在一个以自我为中心的封闭盒子里时,所有的现象都在显现,并在这个意义上可以被探索。现象学通过认识现象的现实和真理,将现代人从“笛卡尔头脑的狭隘束缚”中解放出来。就身心关系而言,笛卡尔认为“我思”或意识是一种非物质的实体。物质身体和意识是截然分离的。现象学拒绝这种身心二元论,因为这种二元论直接拒绝“我们自己作为有意志的、有欲望的、有知觉的人的具体经验的不可抗拒的证据”[50]29。

虽然现象学有各种各样的流派或方法,但也有一些共同点,这让我们可以谈论一种整体的现象学方法。最关键的共同点是回到事物本身。现象学家致力于抛开他们对物体或现实的预设和偏见,从直接的经验开始研究问题。

现象学方法的主要目的之一是让作为纯粹现象的事物自由地显现,并对这些现象的不变特征进行描述。在这个意义上,现象学本质上是回到事物本身[50]1,常识世界本身和一个人对这个世界的体验都在现象学反思中成为对象。现象学试图通过悬搁我们对日常生活的理所当然的前见,从而看清世界作为意识的构造结果。因此,现象学是一种略显激进的考察。在这种考察中,提问者抛开了所有的先入为主的成见,包括科学的解释,试图在事物对意识的直接呈现中理解事物。现象学家认为正是在意识中,客观世界被认为是客观的,意识构造了世界。因此,先验主体(人)及其经验是现象学研究的中心。科学世界仍然存在,但它失去了对整个经验世界的支配地位,它只被理解为意识的诸多构造成就之一。

从现象学的角度看,医学可以具有其生物医学的维度,但这个维度是根据患者作为一个人的生活现实来解释的。现象学并不只接受科学描述,而是认真对待世界的经验。通过这种考察自然科学运行的基础的方式,现象学试图将人类的经验与科学结合起来[51]。

现象学视域下的医学方法提供了一种丰富且有力的手段来阐明医生和患者对病患意义的不同理解。当我们对比由对疾病的科学概念化所定义的医生的生活世界和由疾病体验所定义的患者的生活世界时，医生和患者对疾病意义的不同理解就会变得十分明显。对这一现象的现象学解释可以帮助我们理解目前医学人文中关系中的隔阂。现象学观点揭示了医学人文关系中的决定性差距：患者的生活经验与医生的科学解释之间存在着根本的意义分离[52]。这种系统的隔阂会对医学人文关系产生巨大的影响。最值得注意的是，它导致医生无法识别和减轻患者在疾病中的痛苦。

在后面的章节中，笔者将描述患者对疾病中痛苦的恐惧体验，并且这种恐惧往往与医生将疾病作为一种疾病状态的恐惧相矛盾。因此，当医生和患者就“疾病”进行交流时，他们经常讨论两个截然不同的现实，往往有着不同的治疗目标。明确认识到疾病和疾病状态之间的根本差异是使得医生和患者发展出共同的疾病意义的重要前提。关注患者在疾病中的痛苦经历，而不是专注于疾病状态的生物医学问题，能够使医生在临床会谈和确定治疗目标时认可和解决患者的痛苦。

梅洛-庞蒂认为：“现象学可以被认为是一种思维形式或思维方式，在完全意识到自己是一种哲学之前，它作为一种思想而存在。”[53]本着这种精神，我们将现象学作为一种思维方式，而不仅仅是一种方法论。笔者不会在其本体论和认识论的特征上与作为一门哲学学科的现象学相结合，而是会分享现象学中各种声音，展现这些声音的丰富洞察力[42]16，希望借此形成具有现象学风格的分析方法来研究医学人文关系目前的状态。

此外，笔者将借鉴传统现象学之外的一些思想家的方法，他们的方法同样以经验为基础。弗兰克尔（Victor Frankel）、卡塞尔、佩里格里诺等学者的许多工作也将经验作为超越自然的各种思维的起点[54]。尽管并非所有的知识都只存在于经验中，但这项工作的目的仍然是通过经验来了解世界，无论是在医学人文关系中还是在患者的疾病痛苦经历中。因此，笔者将从不同的以经验为基础的思想家那里吸取经验，希望这些思想家的见解能与现象学的见解产生共鸣。

总之，医学被认为是一种具有一定主观框架的特定实践形式，而不只是应用于临床的科学理论和技术的集合[12,46]。更确切地说，医学被视为一种解释，存在于两个人的会面中，其目标之一是减轻那些寻求帮助的患者的痛苦[55]178。

现象学家和其他以经验为基础的思想家对医学人文关系的现状提供了富有成果的见解。这些著作揭示了医生对患者疾病的理解与患者在疾病中遭受痛苦的经历之间存在着重大隔阂。笔者首先分析医生在现代医学背景下对患者患病意义理解的担忧。然后介绍患者体验的各个方面，重点是疾病中痛苦的性质。笔者认为，当医生带着一种现象学的眼光来看待患者的疾病时，可以更充分地实现医学的目标，特别是减轻患者痛苦的目标。这在患者患有不治之症的情况下尤其重要，而且随着慢性病患病率的增加，这一点也越来越重要。

笔者认为医学行为中，不能只看到疾病本身而忽视疾病所带来的各种变化，现象学有助于医生更好地认识和理解患者的不适，从而减轻患者的痛苦。这对那些存在临床症状（比如瘙痒、恶心、疼痛等）但无法在现有生物医学模式中找到病因的患者更有用。因此，现象学可以为疾病照护奠定新的发展基础[35]24。也就是说，就算找不到具体病因，医生仍然可以帮助患者减轻痛苦。

第三章

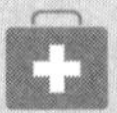

医学人文关系发展演进

有学者指出，无论是假设还是信念，任何问题本质上都是全面观点与某一特定事实之间的碰撞[56]。当我们审视现代医学中医患会谈这一过程时，这句话的含义就会变得明晰起来，因为患者所说的“特定事实”与医生的“全面观点”经常不符。考试前因紧张而呕吐与幽门梗阻引起的呕吐表现是一样的。情绪压力导致的头痛可能和脑瘤表现出一样的痛苦。此外，医生认为“治疗成功”的病例往往患者的痛苦并没有得到缓解，甚至可能由于治疗加剧了痛苦。很多时候，患者独特的体验并不符合医生的“全面观点”。

“危机”一词来源于希腊词根 krinein，意思是分离，意味着隔阂。事实上，患者对疾病的体验与医生对患者疾病的理解之间存在着明确的差距。虽然这种隔阂似乎在当代医学中得到了广泛的承认，但这一隔阂往往被视为医患的知识处于不同层次的问题，医生的概念化被视为对疾病现实的更准确的表达。但通过对医学人文关系中意义构成的分析揭示，医患理解上的差异比一般常识所认为的更明显，而且它也不仅仅是知识上的量的差异。相反，这种理解上的差异是质的区别。

现象学家胡塞尔指出，一个物体被经验的方式与一个特定个体关注它的方式密切相关。在胡塞尔的语言中,这种意识活动为对象赋予了主体性。每个人都位于一个独特的生活世界中,这个生活世界有特定的主题。两个个体各自的生活世界越不同,他们不了解对方的概率就越高。

在医学上,这种意识活动决定了疾病的意义,也决定了医生和患者之间的不同理解。每一个人都有动机去关注体验的不同方面,因此每一个人在质上以不同的方式将其主体化。对医生来说,规范化培训是将患者的疾病感知定义为特定疾病状态的身体症状和体征的集合。但是,患者却把疾病当作一个活生生的现实。当患者生病时,他在自己的生活世界中经历了疾病对自己完整性的威胁。因此,医生和患者对病症的看法有质上的不同。医生越依赖于生物医学的疾病框架,他就越难理解患者对疾病的恐惧。图姆斯根据她作为多发性硬化症患者在临床医学治疗过程中的切身感受,阐明了这些基本差异。图姆斯哲学教授的背景更加有利于她对医生和患者无法沟通的观察。她认为现象学可以为医生和患者之间在视角上的根本差异提供重要的见解。她认为:"在与医生讨论我的疾病时,在我看来,我们经常在不同目标上进行交谈,我们在讨论不同的事情,从来没有完全理解对方。"[57]图姆斯指出,这种不能沟通的现象并不一定是由医生的疏忽或不敏感所致,而是由于医患对疾病本身的性质存在根本性的分歧,而主体分歧是质的分歧的根本原因。

既是医生也是现象学家的理查德·巴伦(Richard Baron),在对患者的例行查房中描述了这种隔阂。医生在听诊患者的胸部时,患者开始问他问题,而医生却说:"不要说话! 如果你说话我就听不到呼吸音了!"这段简短的交流具有深刻含义,就像医生和患者来自不同的宇宙[51]。

俄国著名作家列夫·托尔斯泰在《伊凡·伊里奇之死》中同样抓住了医生和患者在主体取向上的这种差异。主人公伊凡也是一名患者,小说反思了他的临床境遇:伊凡唯一想知道的是他的状况是否危险,但医生忽略了这个问题。从医生的角度来看,这是一个不重要的问题,不需要讨论。在医生看来,只有数学上的概率的权衡——肾功能不稳定、慢性炎症或急性阑尾炎，这不是伊凡的生活问题，而是一个功能不稳定的肾脏和阑尾之间的争论。在回家的路上，伊凡不断地重复医生说的话，试图把所有这些复杂、模糊的科学术语翻译成简单的语言，并尝试理解这个问题的答案："糟糕——这对我来说很糟糕，还是还好？"[58]

图姆斯、巴伦和托尔斯泰的这些思考都表明，疾病代表了医生和患者的两个不同的现实，其中一个人的意义与另一个人的意义在质上存在很大程度的不同。因此，患者的疾病体验与医生对患者疾病的看法之间存在着极大的差距。图姆斯写道："如果要与患者构成一个共同的意义世界，帮助他处理疾病所带来的生存困境，执业医师就必须认识到这一隔阂的性质。"[57]医生如何训练自己同时听诊和倾听？是否有学术体系允许我们像对待解剖病理学一样认真对待人类体验？[51]

本章将描述现象学在医学实践中如何帮助医生更充分地体会患者的体验。笔者将通过医生的视角更细致地检查患者疾病的意义。

第一节　医学人文发展纲要

医学人文是人类文化中一个特有的组成部分，同时，也是影响医学发展的重要因素。医学人文的关系受哲学、管理学、社会学、心理学、行为科学、法学等诸多学科的关注和影响，是医学社会学、医学伦理学等学科研究的重要课题，同时涉及医务人员的医德修养、患者的心理和求医行为，以及社会、经济、文化、宗教等许多因素。

西格里斯特（Henry E. Sigerist）认为，每一项医学行动始终涉及两类当事人：医生和患者，医学无非是这两群人之间多方面的关系。随着人类历史的发展，医学也在发展和演变。这种变化体现在不同时期人们用什么观点和方法研究处理健康和疾病问题，即医学模式的变化。

一、西方医学的医学人文关系发展

在历史演进中，医学人文关系的演变主要取决于所处的医疗场景和社会场景。医疗场景包含了医生与患者的自我思考与立场、沟通乃至医疗技术等因素；社会场景则主要是指当时的社会政治和科学发展。萨斯(Thomas Szasz)和霍伦德(Marc Hollender)通过对历史上的医学人文关系进行整理分析，总结出三种医学人文关系模式，即：主动—被动型、指导—合作型以及共同参与型[59]。这三种模式很好地概括了西方医学发展中各时期的医学人文关系，且逐渐演化出更为先进的医学人文模式。

特定时期的社会条件和医疗实践模式中存在的医学人文关系如下。

(一) 古埃及时期的医学人文关系(公元前 4000—前 1000 年)

《希波克拉底誓言》的英译者埃德尔斯坦(L. Edelstein)提出最早的医学人文关系是从牧师与信徒的关系演变而来的，因此，当时的医学人文关系保留着医生类似父母角色并操纵患者的形式[60]。这个时代的人类通过魔法和神秘主义、神学和理性手段战胜自身对疾病和死亡的恐惧。魔术师和牧师是这个时代的医生，而魔法是治疗中不可或缺的一环。此时的治疗主要局限于外部和可见的疾病，如骨折。精神障碍患者则因其发病不明显，难以被此时幼稚、不成熟的医学方法所发现。因此，古埃及时期的医学人文关系主要是“主动—被动型”的关系，并且这种关系在这一时期从未改变过。

(二) 希腊启蒙运动时期的医学人文关系(公元前 600—前 100 年)

希腊人基于经验主义发展了一套医学体系，他们依赖于自然观察，并通过实际的试错经验加以强化，抛弃了以魔法和宗教解释人类身体机能失调的方法。同时，他们也是最早发展成为民主社会组织形式的国家之一，并在选民中建立了平等的关系。因此，该时期的医学人文关系模式主要是“指导—合作型”和较小程度的“共同参与型”。

这个时期出现的希波克拉底誓言为医生制定了道德规范，同时也为患者提供了权利法案。该誓言制定了医生对待患者态度的规则：“鄙人敬谨宣誓，愿以自身能判断力所及，遵守此约……我愿尽余之能力与判断力所及，遵守为病家谋利益之信条，并检束一切堕落及害人行为，我不得将危害药品给予他人，并不作此项之指导，虽然人请求亦必不与之……无论至于何处，遇男或女，贵人及奴婢，我之唯一目的，为病家谋幸福，并检点吾身，不做各种害人及恶劣行为，尤不做诱奸之事。凡我所见所闻，无论有无业务关系，我认为应守秘密者，我愿保守秘密。”[61]与以往的医疗行为准则相比，这一誓言在对人们的需求、福祉和利益方面提出了更高的人道主义要求。希波克拉底誓言将医学伦理提升到阶级和社会地位的自我利益之上。

（三）欧洲中世纪时期的医学人文关系（公元 1200—1600 年）

罗马帝国灭亡后，宗教和超自然信仰重新恢复，人们内心对旧的医学人文关系意识再次被唤醒，导致原先人道的医学人文关系灭亡，并使整个中世纪欧洲的医学人文关系出现倒退。《旧约》和《新约》中拟人化的魔法宗教信仰复兴并被广泛接受。这个时期的医生又重新被注入魔法力量，在社会上处于光荣的高位，而他的患者被视为无助的婴儿。医学人文关系重回“主动—被动型”。

（四）法国大革命时期的医学人文关系

14—16 世纪文艺复兴以及 16 世纪新教的兴起，人类再次开始了对自由、平等、尊严和经验科学的探索。当时的社会政治环境，如新教成功地制止了罗马天主教会过大的权力，英国在美国的统治地位消失，以及 18 世纪末法国大革命等重大社会斗争，都明显影响了医疗行为。法国大革命的一系列事件结束了精神病患者和社会弱势群体被关押在地牢中的历史[60]。这也标志着医学人文关系从主动—被动型又变为了指导—合作型。

(五) 18 世纪至今的医学人文关系

1. 18 世纪早期的医学人文关系

英国莱斯特大学社会学家尤森(N. D. Jewson)曾提出:"医学人文关系与在任何特定时期占主导地位的疾病模型有着非常明显的联系。"[74]在 18 世纪,个体症状即为疾病模型。医生人数很少,其患者主要是上层阶级和贵族。这种地位差异确保了患者权力的至高无上,医生为了取悦患者不得不相互竞争,为令患者满意,增加患者的黏性,他们在从医过程中往往会按患者的想法行事。疾病模型是基于对患者个体症状的解释而发展起来的。相比起对患者进行检查,医生们认为更重要的是关注患者的需求和以症状形式表现出来的经历。这种以症状为基础的疾病模型确保了在这个时期内患者的主导地位。

2. 18 世纪后期的医学人文关系

18 世纪后期至 19 世纪初,医院成为治疗贫困患者的场所。那时的医生们发现自己提供医疗服务的对象不似以往高高在上的上层阶级和贵族。医生在医学人文关系中的地位得以提升,医院成为医疗保健的基石。与此同时,随着微生物学知识和外科技能的快速增长,一种新的医学发展起来,其关注重点不是个体症状,而是身体内部病理病变的准确诊断,即疾病的生物医学模式。这一新的理论认为个体症状不再是疾病,而是作为一个是否存在特定病理学的独特指标。这种新的疾病模型需要对患者身体进行检查,以及用医生拥有的专业临床和解剖学知识来诊断,因此,患者变得依赖医生。在这种医学人文关系中,医生占较为的主导地位(但又不是绝对的主导地位),而患者则处在较为被动的地位,即"主动—被动(家长式)型"医学人文关系。

需要注意的是，此时的人们遵从理性，此时期的“主动—被动型”与古埃及时期的类似主宰形式的主动—被动型医学人文关系有一定区别。在这个时期，希波克拉底誓言中遵循善行标准以及不伤害原则的伦理要求，已成为医学人文关系中的一项核心医学伦理原则。海林（T. Hellin）[63]就指出，在这样的背景下，医生将主动—被动型的医学人文关系视作一种强硬的“善行”“恩惠”，类似于家长为无行为能力的婴儿提供决策。因此，此时期医生会认为自己的责任包括从医疗角度为患者做最优抉择。此时的医生也将类似婴儿的患者视为一个“好患者”。

3. 心理学的出现对医学人文关系的影响

19 世纪末，随着奥地利医生布洛伊尔（Josef Breuer）和弗洛伊德（Sigmund Freud）提出精神分析和心理社会理论之后，医学人文关系有了不一样的变化，医生开始进一步将患者视作完整行为能力的人。正如当时的克赖顿·米勒（Crichton Miller）所述：“患者不仅仅是一个物体，而是一个人，需要启迪和安慰。”[64]英国皇家医师学院医学教育规划委员会的报告也认为：“从医生的临床生涯开始，就应鼓励学生研究患者的思想，就像研究患者的体征和体温表上的数据一样。”[65]在这种思想的带领下，出现了新型的治疗模式，这种治疗模式意味着在医学人文关系中医生倾听患者的意见非常重要。医生对患者的兴趣使他们能够发展真正的沟通关系，并且也将患者视作医疗行为的积极参与者。这种早期形式的治疗模式为广泛实施共同参与型的医学人文关系奠定了基础，最终形成了以人为本的医学。

4. 客体关系理论下的医学人文关系解释

巴林特（Michael Balint）在 20 世纪 50 年代提出了客体关系理论，并在全科医学中得到推广。巴林特接受过医学和精神分析两种培训，并试图将两者结合。他认为患者寻医的需求不能用简单客观的外显生理特征或指征来描述，患者的社会和心理背景对患者寻医的行为有同等重要的影响，强调在治疗中客体关系（患者）的重要性。他认为疾病既是一种生理现象，也是一种心理社会现象。因此，他鼓励医生不仅要关注检验报告呈现的身体体征和症状，也要关注患者独特的心理和社会背景，从而了解患者寻求治疗的真正原因。他还提出，医生和患者在诊疗过程中形成的独特情感关系，本身就是治疗和诊断过程的关键组成部分。

在这种理论下，医生在诊疗过程中就类似于药物，也就是"医生即药物"。这种概念强调了医学人文关系的动态变化。而且，巴林特坚定地认为"医生最强大的治疗工具就是他自己"。但是他也承认，对这种"药物"的"药理学"依然有待探究，例如正确的"剂量"（就诊频率）、有无成瘾性（患者越来越依赖于医生）和副作用（医生可能造成的伤害）均未知或难以准确表明。巴林特提出的医学人文关系背后还包含另一种概念，他形容为"共同投资"。他认为，单次诊疗是一系列诊疗活动中的一次，而不是一次独立存在的诊疗，每一次诊疗活动都是下一次诊疗的基础。随着时间的推移，医生会获得患者的信任，也能越来越了解患者的个性、身体状况、生平以及社会关系。这有利于医生提高他的诊疗效率，每次新的咨询都变得更加有效，从而最终更好地了解患者的需求。这种诊疗上的"共同投资"也令患者更好地向医生提出自己的深层次需求。这意味着医学人文关系是一种相互投资，随着时间的推移，将使双方受益。

5. 以患者为中心的医学人文关系

"临床医生的一个关键素质是对人性的关怀，因为照料患者的秘诀在于关心患者。"[63]近十年的大量提倡以患者为中心的医学研究，正如米德（N. Mead）和鲍尔（P. Bower）所言，以患者为中心的医学可以用以下五个特征来概括[66]。

(1) "生物—心理—社会"视角：以患者为中心的医学需要医生不仅仅关注患者的生物医学方面的问题，还要参与到患者其他方面的问题中。另外，健康促进也是以患者为中心的医学的一个重要组成部分。坚持以患者为中心的医生还需要关注患者的非医疗方面的问题，形成"生物—心理—社会”的全方位视角。这也是对先前巴林特提出的理论的一种继承。

(2) 将患者视作人：仅从“生物—心理—社会”角度不足以充分了解患者如何形成疾病，这还取决于患者特定的经历。例如，两个不同的人不会以相同的经历患上腿部骨折。再比如，疾病的医疗(甚至治愈)并不一定能减轻所有患者的痛苦。理解疾病并减轻患者的痛苦之前，医生必须首先理解疾病对患者意味着什么。米德和鲍尔斯认为疾病对患者的意义往往是多样的，例如，经济拮据的患者不愿意将生理上的症状认成疾病，因为他们害怕被贴上不便工作的标签。因此，以患者为中心的医学是将患者视为一个有经历的个体，而不是某个疾病、物件或实体对象。通过激发每个患者的期望、对疾病的感觉或恐惧，关注患者疾病背后蕴藏的故事，包括探索出现症状的原因及导致症状出现的生活环境。根据巴林特的说法，将患者视作人的目标不仅仅是从疾病的角度理解患者提出的抱怨以及医生发现的症状和体征，它们更是患者独特个性的表现。因此，为了充分理解患者的疾病并提供有效的治疗，医生应努力理解患者在其独特背景中产生的个性。

(3) 共享治疗的权力和责任：以患者为中心的医学代表着医学人文关系的民主、平等，主张医学人文关系从指导—合作型转变为相互参与型，医生与患者共享治疗的权力和责任。以患者为中心的医学人文关系反映了对患者需求和偏好的认可，其特征是鼓励患者表达想法、倾听、反思和提供合作等主动行为。不同于非生物医学模式下的家长式医学人文关系，以患者为中心的医学通过医患的治疗权力与责任共享，鼓励患者更多地参与到治疗之中。

(4) 治疗同盟：基于心理学治疗同盟概念的不断发展，也逐渐影响到医学中的医学人文关系，以患者为中心的医学会确保医学人文关系的优先性。罗格斯(C. Rogers)[67]就认为医生愿意共情和无条件的关注是必要的，这些特质能充分地影响患者的治疗。医生友好和同情的态度可能会增加患者坚持治疗的可能性。相反，任何一方的负面情绪反应（如愤怒、怨恨）可能会使医疗判断复杂化（如导致诊断错误）或导致患者拒绝治疗。医患对治疗目标和要求的共同理解，形成了心理学治疗同盟的概念。这一概念对任何治疗都至关重要，不论是心理治疗还是生理治疗。

（5）医生作为当事人参与治疗：巴林特[68]将基于生物医学的治疗模式形容为“单人医学”，因为这种模式并未纳入医生的情感和角度。相较之下，以患者为中心的医学则是“双人医学”，在这样的模式下，医生是治疗的一个组成部分，因为医生和患者之间是相互影响的，不能单独考虑任何一方。以患者为中心的医学认为，医生和患者情绪上的敏感和洞察可以服务于治疗目的。巴林特详细地描述了由特定的患者表现引起的医生的情感可以用作进一步治疗的辅助手段。因此，以患者为中心的医学中的医生会关注医患在治疗过程中逐渐发展的关系，包括医生自身对两者情感的意识。

二、中医学的医学人文关系发展

中医的发展具有中国特色，与西方医学的发展截然不同。西方医学强调个体行医、行业行会组织，并伴随整体西医医学教育的变革，西医的职业发展会受到上述背景的影响。但是中医的职业类型自古主要包括两种类型：一种是民间医生，如巫医、江湖游医等；另一种则是为权贵服务的医师，如太医院的医师，他们的医疗水平较高。中医的职业类型和发展与西医大相径庭，其医学人文关系自然也表现出自身的特殊性。

剑桥大学中国科技史专家古克礼（Christopher Gullen）就认为，中国人对治疗显得期望很高且没有忍耐，常常希望效果立竿见影，多数时候在短时间内药物疗效不显著，就会另寻其他医生。然而，在中医的文化背景下，患者的疾病无法得到有效医治，相应的医生并无责任或责任较小，这也表明中医的医学人文关系松散，并且在医学人文关系中中医缺乏权威，患者处于主导地位，医生的判断往往会受患者的要求所影响甚至受其主导。但是，随着西医传入中国并扎根生长，中国的医学人文关系也在发生微妙的变化，尤其是患者对医生的态度发生了改变，开始思考自身与医生的关系。西医在中国的医疗环境下发展，开始慢慢向中国人传播西医的治疗文化，这个过程也让中国人明白了何谓“现代患者”。现代患者要学会忍受，如忍受医院作为主要的医疗场所。中国患者及其亲属在医学人文关系中处于主导位置，而且在家庭场景等较为熟悉的环境下容易指挥医生。然而在西医文化的浸染下，患者及其家属处在医院的环境时，医学人文关系的主导权发生了关键的变化，医生开始掌握话语权，中国患者也逐渐开始接受权力的逆转，包括接受医生对疾病治疗的处置权、接受自身在一定程度上选择治疗权利的缺失以及接受医生的控制，中国患者也开始对医生予以一定程度的信任。

三、医学人文关系模式

在考虑一段两个人相互参与的关系时，“关系”一词既不是指机械的结构也不是指单纯的功能，而是指包含两个相互作用的系统或人的活动的抽象。人际关系是如此，作为人际关系在医学模式中具体体现的医学人文关系也是如此。但是医学人文关系有其独特之处，其表面及内在的特质能使两个原本彼此素不相识的人感到不同程度的亲密的自在，且随着时间的推移，这种关系可能会发展到允许患者在安全和结构性的环境中向医生传达高度私密的事情。据学者萨斯和霍伦德的观点，一般将医学人文关系分为三种基本模式。

（一）主动—被动型

主动—被动型模式从实质上看是家长式的医学人文关系模式，类似传统形式的亲子关系。在这种形式中，医生处于极为主动的主导位置，而患者则处于被动接受的处境。患者类似于亲子关系中无法独立的子女，医生则是为“子女”照料一切的家长。在这种模式中患者被视作是无助的，极度需要医生的专业知识帮助，且患者的贡献与治疗的开始或治疗的结果无关。这种模式常用于手术、麻醉、抗感染治疗等技术环境下，也适用于在医疗紧急情况以及患者患有精神疾病或智力低下的疾病的情况。因为此时没有获得知情同意或让患者参与决策所需要的时间，甚至患者往往自身无法做出决定。这种类型的关系使医生完全控制了局面，且医生以这种方式满足了掌握的需要，医生可能会产生优越感。

（二）指导—合作型

指导—合作型模式是指由医生指导、患者配合的有限合作模式，也有人将这种模式比做父母和青少年子女之间关系。这种模式中依然是医生占据主导地位，但与主动—被动型不一样的是，这种模式下医生并不是占据完全主导的地位，仅仅是相对患者有较大的优势，患者在其中有一定的主观能动性。这种模式下，医生一般认为尽管患者生病了，但他们是有意识的，仍有自己的感觉和愿望。在这段时间里，患者可能会感到焦虑和痛苦，他可能会寻求帮助。因此，当患者准备好并愿意合作时，他们会把医生置于相对优势的位置。医生会进行交谈、指导，同时期望患者无疑问地合作和服从。目前的医学人文关系多是这种模式。

（三）共同参与型

共同参与型模式强调人与人之间是平等互利的关系，医学人文关系信奉的基础是人与人之间权力平等、独立平等、满足平等，类似于两个平等的成人之间的关系。在这种模式下，医生不认为自己确切知道什么对患者最有利，而是认为人与人之间的平等是践行平等主义和民主社会的基础和关键。因此医生所做的一切都是为促成医患双方相互平等参与，并最终让患者能够照顾好自身。这种模式中患者会被赋予更大的责任感。该模式的特点是高度的同理心，并且关系中往往包含友谊和伙伴的元素，医生像朋友那样传授医疗建议。在这种关系中，医生的满足感不是来源于权力或是对他人的控制，而是来自为他人提供服务的愉悦。慢性病的管理是这种模式的典型例子。

四、新时代医学人文关系的主要特点

新时代医学人文关系的重要特点表现在患者对互联网的使用、医生对高科技医疗技术的使用越发增多，还有医患双方对新治疗理念的接受。

患者对互联网使用的增多意味着患者能获取比以往更多、更充分的信息。客观而言，有更多相关信息储备的患者是对治疗有益的，这更好地促进了患者参与到治疗中去，展现当代提倡的以人为本的医学，提高治疗过程中患者的地位，展现人性化。但是互联网上的医疗信息并非一直是准确可靠的，受到错误信息引导的患者更容易对治疗产生抵触。这也是现代的医护人员面临的新挑战。

此外，医疗技术随着社会的发展也在不断进步，日新月异。如今出现了分子医学、核医学等众多新兴学科，医疗技术在其中也有长足发展，如化疗、靶向治疗、远程手术机器人等新式治疗方法、医疗技术一直不断创新、不断进步。变革的脚步从未停下，且速度越来越快。各类高科技医疗技术的应用是现今新时代医学人文关系的重要特征，同时也为医学人文关系带来了新情况。现如今高精尖的医疗技术能极高水平地帮助医生诊疗患者的疾病，最大程度地降低患者的痛苦，从而使患者更信任和依赖医生，促进医学人文关系良性发展。但是高精尖的医疗技术也使得医生与患者之间的信息鸿沟进一步拉大，这就需要医生更积极地与患者进行沟通，更关注患者的生理及心理情况，了解患者的需求。这也能令医生与患者之间的情感联系更为深刻，患者也能更能理解医护人员的难处，改善医学人文关系。

在现象学的概念中，治疗的过程是医护人员和患者同时参与的，并不仅仅是在医护人员或是患者单方的主观导向中进行的。但是现时多数情况下，患者并不遵从这一概念，而是从主观出发误解医护人员的治疗措施，从而导致医学人文关系恶化。例如，某些患者或其家属可能由于害怕死亡，或是未做好疾病无法治愈的准备，认为现代医学是万能的，将医护人员未能治愈疾病而怪罪于医生[69]。为避免此类冲突，出现了越来越多的以人为本的医学理念，试图缓解紧绷的医学人文关系。安宁疗护正是其中有代表性的一种。安宁疗护是指尊重疾病晚期患者无力回天、死亡临近的事实，不再采取治疗，为其提供降低疼痛的护理并尽量满足其精神需求。这种治疗的重点不是医护人员宣判患者生理性的无法治愈，而是通过与患者及其家属进行深度交流沟通，让患者和家属意识到死亡的必然性和规律，并使患者理解死亡，满足其精神需求，最终安详地度过人生最后的旅程，从而缓解面临死亡时容易出现问题。新时代的医生和患者在更好的技术和医疗条件下，更要明白人类作为物质的客观属性。

第二节　医学疾病观对医学人文关系的影响

后哲学启蒙中有一种概念是知识去场景化，是指“从研究实践哲学（其问题产生于临床医学）到抽象哲学理论概念的历史性转变。从1630年起，哲学研究的重点已经开始忽略特定、具体、即时的日常人类事务局部细节，它上升到了一个更高的位置，形成抽象的、永恒的、普遍的理论”[70]。

有一些历史同时影响了现代医学的形成以及医生对患者疾病的理解。这些历史对现代医学产生的影响与“后启蒙哲学中知识的去场景化”暗合。笔者主要关注医学知识的演变对医学人文关系的影响。现代医学实践的一大原则是疾病的概念，莱文(Robert J. Levine)[71]给出了如下定义：在现代对疾病的定义中，疾病是一个独特的实体，其存在是客观可验证的，它有一个病因，如果我们能确定病因，医生就可以治愈或预防它，或者其治疗或预防的方法必定能开发出来。这种疾病观蕴含的假设是，如果摆脱了这种病因，患者将会变得健康。莱文提到的“疾病是一个独特的实体，其存在是客观可验证的”，这种疾病的概念就是现代医学诞生的基础。

有历史学家研究认为，现代医学起源于1789年爆发的法国大革命后动荡的巴黎[72]。在法国解剖学家比夏(Xaviev Bichat)的领导下，一群巴黎医生确立了“每种疾病都是一个独特实体”的学说[73]。这些医生对疾病的哲学思考借鉴了英国思想家洛克的经验论。在巴黎医生的影响下，两类传统的医学分支(两者都形成了疾病的分类)得以融合：①对活着的患者进行仔细和系统的观察(临床观察)；②对死者进行系统的解剖，最终这种形式产生了病理解剖学，即病理学的先驱[71]。

现代医学正是由上述的临床观察和病理解剖学两个研究领域的融合产生的。尽管临床观察和病理解剖都不是最早在巴黎被发明的，但它们正因这群巴黎的医生们得以结合，产生了一种新的治疗人体疾病的方法。此外，医院教育的出现为这种新方法的开枝散叶提供了肥沃的土壤。当时尸检与临床观察相结合，大量疾病都是以解剖时发现的异常来命名的。例如，肝炎的英文为hepatitis，前缀“hepar-”在英语中是解剖学名词下的肝脏(liver)，而“-itis”在医学中则是指炎症(inflammation)。莱文指出，诊断的最终检验标准是它能否预测解剖过程中会发现什么。同样，医生的最终测试是其能否预测在停尸房里会发现什么。

19世纪初是基于病理的疾病观开始发展的时期，这一时代始于法国医生提出的疾病学说。现代医学的成功正是因为这种临床—病理的联系，这被视作是病理和科学的结合[32]。基于病理的疾病观理论的成功之处在于，它既为医生提供了一种理解通式，也为将科学应用于临床医学所面临的问题提供了解释。至此，临床医生的目标发生了变化，变成为“在患者身上发现不同之处及其之所以不同的原因，即疾病（以及疾病的根源），并据此诊断并采取治疗措施”[74]。医生开始根据观察结果将患者分类，这种分类并不是根据患者所描述的症状，而是根据医生检查患者身体所观察的结果。所以，临床观察和病理解剖学的结合导致患者的身体被视为疾病存在的某种抽象空间，即一件物件，而非人。

“病理学之父”魏尔肖（Rudolf Virchow）在 1860 年对将疾病作为产生临床症状的原因的想法作出了解释。他认为所有疾病的起源都是一个病理过程，最终的解释在于生物体的细胞，而不是其组织或器官。他认为疾病感起源于疾病，疾病可以解释或引起特定的临床表现。19 世纪中叶的通识思潮进一步支持和推动了这种还原主义的观点。随着医学理论实践中心从法国迁移到德国，在德国生理医学学派的影响下，病理解剖学和病理生理学开始成为临床医学的重点和终点。魏尔肖描述了 19 世纪中期德国医学的典型实践：“我们将穷极力气实现的理想是医学实践将成为理论应用下的医学实践，理论医学则将成为病理生理学。被我们充分见识到其公正性和独立性的病理解剖学和临床医学，作为新问题的来源对我们至关重要，而这些问题的答案将落在病理生理学上。”[74]

临床医学作为问题的来源，将由更高级、更有规律的病理生理学来解决。病理生理学的理论日益成为临床医学的决策原则。以至于在整个 19 世纪和 20 世纪，其他的自然科学都在确定疾病的原因。莱文指出，随着时间的推移，疾病开始根据致病因素来命名，例如链球菌性咽痛（streptococcal sore throat）是以致病的细菌命名的，苯丙酮尿症是由生理因素或生化指标异常来命名的……虽然用于识别和解释疾病的科学学科在不断发展，但客观验证病因的存在依然是必要手段。缺乏客观检查得出的病因可能会使人怀疑这个判别的合理性、这个疾病的实体存在与否又或是这位患者的可信度[71]。

技术的增长导致医学进一步依赖客观检查。20世纪初，随着X射线和血液检查等技术的引入，医学开始以追求精确为特征。生理学、微生物学和化学等领域的进步为医生提供了更多工具，使医生能够在客观了解身体机制的基础上进行诊断。

为了在收集的患者数据中获得更好的客观性，医生开始研发可视化工具和技术，这也让他们与患者进一步疏远。“现代临床医学之父”奥斯勒(William Osler)[75]将科学化医学的新理念带入医学人文关系领域。奥斯勒在约翰·霍普金斯大学医院(John Hopkins University Hospital)开展病床查房，这时他就像“穿着白色实验室外套的科学家，站在患者床前像侦探一样提问”。虽然奥斯勒本人一直怀着深深的同理心，但在往后的数十年，这种行为方式却导致医生和患者的距离越来越远。一位医生在反思现代医学时评论道：“现在病房查房可以通过图表完成而不是切实走到病床边，这表明我们已经(在错误的道路上)走了很远”[78]。

第二次世界大战后，基于疾病的医学模式进一步升级，抗生素在医学临床中得到认可并广泛使用。紧随抗生素的应用，其他治疗内分泌、免疫和精神疾病的药物也开始迅速被发明和应用。现在，生物化学不仅作为诊断工具，而且还用来治疗曾经被认为无法治愈的疾病。这些飞跃式的发展为医学人文关系模式打上了深深的烙印。1910年，卡耐基基金会发布了《美国和加拿大的医学教育》(俗称“弗莱克斯纳报告”)，为医学专业奠定了坚实的科学基础，设定了卓越的教育标准。它呼吁医学研究和教学中遵守主流科学，并且鼓励实验室科学(如“临床前科学”)进入医学院课程。弗莱克斯纳报告对医学教育产生了巨大的影响。微生物学、生物化学和遗传学等学科迅速被纳入医学教育中，一种新的声音应运而生——现在每个医生都还应该是一名科学家[77]。

现代医学的发展历史强化了现代医学的一种趋势——医学专科化。自18世纪80年代末以来，与专科医生相比，全科医生(家庭医生)一直在减少，到20世纪50年代，医学的专科化趋势变得更加明显。这让患者开始穿梭于不同的医学专科，寻求诊断并治疗他身体的不同部位[9]。

伽达默尔（Hans-Georg Gadamer）[9]认为，医学专科化的出现促进了“人作为整体的分解”，因为医学专科化主要根据各类数据来客观呈现患者个体。对现代医学缺乏将患者作为一个完整的人来治疗的现象，伽达默尔并不是首位批评者。将以患者为本的医学引入医学课程的首次努力可以追溯到20世纪初迈耶（Adolf Meyer）[78]在约翰·霍普金斯大学的本科课程。

第三节 生物医学模式对医学人文关系的影响

回顾医学的历史，可以发现医学和科学之间的关系变得越来越紧密，这也导致医学套用了科学的世界观。现代疾病理论开创了科学在医学实践中的应用，结果导致医学和疾病理论在医生和患者的头脑中已融合成为一体。生物医学模式在现代医学实践中的主导地位正是这种融合的产物。

生物医学模式已成为现代医学中广为流行的疾病模型，疾病在模型中被定义为病理或病理解剖的事实表现[79-83]。恩格尔（George Engel）[78]在那篇影响深远的文章——《需要一种新的医学模式——对生物医学的挑战》（*The Need for a New Medical Model: A Challenge for Biomedicine*）中指出医学被“生物医学模式教条主义”所支配。这种教条主义假设疾病可以通过生物（躯体）中测量到变量的正常范围的偏差来充分解释。恩格尔哈特（H. Tristram Engelhardt）[42]47 指出，在生物医学模式中，“疾病状态”的水平可根据基础科学的新术语，即病理解剖学、病理生理学和微生物学新术语来概念化地表现，从而更扩展了这一观察结果。由此，医生可将患者的疾病仅视为一个病理生理过程或一项指征。

若参照胡塞尔对日常经验世界("生活世界")和科学世界的区分,我们可以更充分地理解生物医学模式。胡塞尔把两个不同的世界称为"自然态度"和"自然主义态度"。"自然态度"认为自己一直处在即时经验的世界里,"自然态度"世界中人们所做的一切是预先假定和预先赋予的,因为我们认为世界以及世界中的物体存在是理所当然的,而没有明确地将世界作为世界本身来考察[83]。相反,"自然主义态度"则将世界本身视作一个科学命题,自然主义将我们生活其中并且直接知觉到的世界看作是仅仅通过我们的心灵对感官输入的信息做出的回应而制造的建构物,我们的感官则负责对对象发出的物理刺激做出生物学反应。色彩、树林、桌子、锤子都是第二性质的东西,甚至语言、意识都可以依据脑科学来加以说明,而脑科学则会还原到物理以及化学。在自然主义看来,疼痛只是表象,其本质是刺激引起的一系列电生化反应,因此我们所经验到的这个世界最终是非实在的,只有数学化的科学所达到的世界才是实在的。自然主义态度(科学态度)的目的是抓住事物的本质,并"客观"地描述它,脱离某人的日常经验描述"事物本质"的特征[14]。根据自然主义态度的说法,客观真理可从可量化的数据中捕捉。而生活世界具有实践和现实层次,就是日常生活世界,就是客观世界,就是知觉给予的总能被经验到的世界,就是充满痛苦、快乐、喜悦和悲伤的世界。当痛苦来临的时候,人会哭泣、流泪,甚至一夜白头。

胡塞尔关于"自然态度"和"自然主义态度"的论述让我们可以更好地理解医生和患者的不同视角。医生在专注于生物医学模式的情况下就一直秉持着自然主义态度,以客观、科学的方式概念化患者的疾病,亦即医生秉持的自然主义态度会将患者的疾病物化,将其视为一个客观实体——一种疾病状态[14]。

恩格尔指出,西方社会受到了生物医学和自然主义态度的影响。他认为生物医学模式除了为对疾病采取的科学研究提供基础外,已成为西方文化对疾病的既定视角，即“主流模式”。在西方文化中，医生的态度和信仰体系早在他们开始接受专业教育之前就被这种模式所塑造，继而又强化了这种模式。因此，生物医学模式已成为一种西方文化的权威，其局限性很容易被忽视。简而言之，它已经成为一种信条。在科学研究中，当一个模式不能充分适用于所有数据时，就会被修改或废弃。但是信条却不同，当数据不符合模型时，数据就必须被强制拟合或被排除在外。生物医学的信条要求所有疾病，包括精神疾病，都要从客观的生物机制紊乱来解释和概念化[78]。

在现代医学实践中，医生是一个“理解的重构者”——医生接受患者对疾病的主观报告，并根据自己对疾病过程的理解重新用客观角度解释疾病。这种医学实践极大地受到了生物医学模式的影响[83]。因此，医生重构的理解与患者自己的理解有很大的不同。阿奎那（Thomas Aquinas）[84]的真理论就很好地解释了这个现象：“接收者是依据自身携带的模式获得他所认为的信息的。”医生和患者的生活经历不一样，医生的信息是受到生物医学观点的影响而形成的。即医生的“模式”在现象学上不同于患者的“模式”，所以他们不可避免地会对疾病有不同的理解。

诚然，生物医学模式也有无可比拟的优点，它可以为复杂繁多的患者表现和陈述带来条理。凭借在生物科学领域的坚实基础和巨大的技术资源，生物医学模式取得了出乎意料的成功，它阐明了疾病的机制并创造了有效的治疗方法。生物医学模式使医学在20世纪取得了重大突破，如灭绝了某些传染病，这证明了科学自然主义方法的成功，然而，这种非凡的成就也是有代价的。

基于疾病理论的生物医学模式塑造了医生对疾病的理解。纵观医学史，人们对疾病的性质有许多困惑和争论。早期的希波克拉底学派认为疾病是一种普遍现象，是一种自然力量与人内在力量之间的不平衡。如今的主流观点是疾病的本体论概念，疾病被理解为入侵和局限于身体的实体[85,86]。自从疾病理论兴起以来,疾病本体论在医学实践中占据了主导地位。例如,临床医生和医学生常用的当代医学教科书——《哈里森内科学》(*Harrison's Principles of Internal Medicine*)就将临床治疗解释为"一种从症状到体征,再到综合征,最终发现疾病的有逻辑的智力活动"[42]78。在这个概念中,临床治疗的目的是识别疾病,然后在可能的情况下根除疾病。

但是,当医生只从"疾病"的角度来思考患者时,错误的假设往往随之而来。第一个假设是人们经常认为疾病在整个历史长河中都以同样的形式存在。这一假设忽略了一个事实,即疾病状态的构成在整个医学史中都是动态的。第二个错误的假设是认为疾病是真正的独立实体[87]17。1965年出版的《医生如何思考》(*How Physicians Think*)一书中,哥尔德伯格(Emanuel Goldberger)[87]107-108 阐述了医生对疾病理解的担忧:当医生从"疾病"的角度来看待患者时,他常常假设在每个患者"身上"都有一个局部的缺陷或"疾病",而这正是疾病的"根源",每一种"疾病",都有一种适当的机械治疗方式。例如,通过手术切除患者的阑尾,更换疼痛的关节,用碱性药中和令人疼痛的胃酸,通过给药暂时阻断疼痛的神经突触等。

虽然医生通常认为疾病是一个特定的实体,但临床上遇到的现实情况表明并非如此。哥尔德伯格对此提供了一个生动的现象学描述,其中某些疾病术语实际上是指拥有某些症状体验和临床体征的患者。卡塞尔医生[32]98 同样断言,只有在思想是真实的、概念是真实的、范畴是真实的同等场景下,疾病才是真实的。疾病没有像肝脏和心脏那样的独立存在,如肺炎并不是独立的具体存在,相反,它是一种抽象的、一种服务于目的的概念,其目的是对临床表现进行分类。英国医生奥尔巴特(Clifford Allbutt)[87]15 在与一名医学生的对话中指出了疾病和患者之间的区别。学生询问某种疾病是否是一个实体?奥尔巴特回答:"永远不要把任何你不能放在桌子上的盘子里的东西称为实体。"虽然奥尔巴特的回答有点夸张，但意思已经表达得很清楚，那就是“世界上没有疾病，只有病人。”[16]奥尔巴特提醒学生，医生不能治疗疾病，他必须治疗患者，患者是一个真实的人，不是统计中的平均数，而是一个“人”。他是独一无二的，不同于世界上所有其他人[87]107-108。

第四节　医学实践对医学人文关系的影响

医学对科学的全面拥抱对医学人文关系产生了深远的影响。科学的自然主义态度是基于一种信念，即科学及其方法是与价值无关的。也就是说，在科学的、自然主义的态度中，发生任何事情都没有好坏之分，它只是简单的“是”，即发生了。医学有着根深蒂固的等级价值观，既有显性的，也有隐性的。例如患者是第一位的，医生首先不能伤害患者，而科学不会对事物的质（如事物给人的感受）进行评价。相反，医学的存在离不开对事物的质进行评价，像“温暖”“过高”“肿胀”或“疼痛”这样的形容词对患者来说既是常态也是生活现实感受，因此必须成为治疗咨询的一部分。但是，科学只处理可客观测量的量，如温度、直径和速率等。

自然主义态度的最后问题是它不关注个体的独特性，它只关注事物的一般性，这是自然主义方法的要义，但也是缺点。而医学与个体有着千丝万缕的联系，因为临床诊疗是基于特定个体的疾病体验[32]17。这就引出了自然主义态度应用于医学的一个明显缺点：它忽略了患者的个体具体情况。科学的方法非常适合辨别某个无思想的事务是否正常，如具体到肺部这样的器官是否健康。因为科学方法追求共性和普遍性的知识，但它本身不适合理解或关怀患者。

莱文[88]同样注意到了在医学实践中每一次临床诊疗的独特性。他说，医生所说的话并不适用于外人，而是适合每一个名为“患者”的独特个体。更重要的是，医生会倾听并回应那个独特的人。医生根据每个患者在临床诊疗中表现出的独特性对其进行评估。自然主义态度则忽视了临床诊疗中的这种因人而异的独特性。

在自然主义的思潮中产生出来的疾病概念，实质上是一种脱离患者生活经验的科学抽象状态[83]。而医生习惯于仅使用生物医学模式指导自身对疾病状态或综合征进行诊断，而忽视去理解患者的独特体验，即那些让患者意识到疾病并促使其去进行诊疗的独特体验。这两件事是相当不同的，但都可能会对患者的照护产生影响。

现象学家索科拉夫斯基（Robert Sokolowski）[89]在反思科学话语的极端时提出了一系列问题：我们是否会变成这种极端的情况，即排除所有个人层面的因素，并试图将个人视为一个只服从自然法则的实体？我们能把个人用自然系统来解释吗？科学家们能只从热梯度、电压下降和杏仁体过度活跃等客观还原来描述他们自己吗？

索科拉夫斯基指出，如果一个人以这种自然科学的方式“还原”他自身的存在，那他也不能用诸如此类的“客观”事物去接近真理。因为“他会说不出来图片、命题的正确或错误”。因为事物的正确或错误（涉及价值观和事物的质）不会出现在他客观的“雷达屏幕”上。

索科拉夫斯基进一步补充道，一旦我们与他人交谈，我们就必然涉及句法、语法、命题反思、确认和反驳、正确性、想象和其他关乎真实性的问题等。没有这些就不可能有科学。如果科学家正在研究人类的神经系统，他将不得不询问受试者此刻看到了什么，他感觉到了什么，颜色看起来是否不同，或者照片中的脸是男性还是女性。他必须确保受试者理解他的问题，他必须确定受试者是否了解了真相。

索科拉夫斯基断言，如果医生不关注“对话自然态度”（日常互动中的自然态度），就不能发挥科学和自然主义态度的作用。“对话自然态度”是我们与事物以及彼此之间的一种原始的、默认的方式。因此，医生不可能将自己仅限于科学的话语中，这样他们会失去与其他人沟通的合适语言。

一、还原主义和排他主义

当患者痛苦的体验不能与医生基于疾病理论的框架一致时，生物医学模式只允许两种选择：第一种是还原主义，即疾病的所有表现都必须从物理和化学原理来概念化；第二种是患者的任何体验或痛苦症状一旦不符合传统医学模式，就会被认为不属于医学诊疗的范围，就会被排除在治疗目标之外。

还原主义的核心观点是复杂现象最终可以用某一基本原理来解释[90]。虽然还原主义可以成为理解复杂现象的有力工具，但乱用也会产生极大的错误。“还原主义对医学尤为有害的一点是，它忽视了非生物环境对生物过程的影响。一些医疗结果不够好，不是因为缺乏适当的技术干预手段，而是因为我们的概念化思维不全面。”[91]

在科学研究中，有意排他在某种情况下是可以接受的，特别是当下尚未有适合于研究被排除事物的概念和方法时。然而，当这种排他主义变为习惯，当最初的事物被永久地排除在外时，排他就会产生反作用。这种习惯性的排斥在生物医学模式中很常见。许多患者的主诉与病理生理结果不完全相关，或者不完全符合生物医学模型，就会被许多医生忽视[10]。

事实上，对完全遵从生物医学教条主义的医护人员来说，他们仍然无法理解患者所有的与痛苦相关的经历。巴伦[51]观察到：“我们似乎很难认真地对待任何与解剖或病理生理紊乱不直接相关的人类痛苦。”就好像这种痛苦的价值低于“真实的疾病的价值”。当时医学界对肠易激综合征或纤维肌痛综合征等诊断不置可否的态度也支持了巴伦的观点。

二、当医生成为科学家

当我们考虑到医生追求成为科学家的时候,还原主义和排他主义的倾向就更加明显。白大衣是医学和科学结合的一个持久提醒,它是现代医生作为应用型科学家的光辉象征。尽管科学和医学是密不可分的,但卡塞尔[87]107-108 认为:“由于相信科学和医学是相同的而产生的悖论和张力形成了一种无法持续的概念,即理想中的医生是科学家的概念”。

当自视为一名应用型科学家时,医生很容易将患者视为科学研究的对象。患者不再被设想为一个完整的人,而只被设想为一个躯壳。躯壳本身被设想为一个部分或子系统的集合,每一个部分或子系统都可以与其他部分分开进行有效的研究。从根本上来说,医生在患者身上的操作仅仅是重复科学家在实验台上取得的成果。

因此,在现代医学中,患者很容易沦为一个物体,同时作为人的状态消失了。在现代医学诞生之前,医生和患者之间的诊疗——作为人与人之间的会面,才是医学实践的本质。这个本质逐渐被一种新的场景所取代——一个科学家对物体进行检测。这是个很大的问题,因为这个“物体”是患者,但在医生这里不被视为一个人。

如前所述,这一新场景源于客观验证疾病的需求,这一需求起源于1800 年左右的巴黎,随着 20 世纪初《弗莱克斯纳报告》的出炉,它入侵了美国的医学实践。二战后由于先进的治疗方法及技术的发展,使这种场景得到了更充分的推广。

当医生的作用相当于一名应用型科学家时,患者的具体主诉和患者的真正照护有可能会被排除在医学实践之外。麦金泰尔认为,这种存在于医生中的科学态度会使医生看不见患者作为人的某些方面,“因为将人视为身体各部分和生理过程的集合体,就等于剥夺了患者的道德和社会功能”。这进一步导致在很多紧急情况下医学对各种类型的因果关系视而不见。

一般而言，医学上的因果关系不太容易被忽视。然而，在当代医学中，医疗保健的重点已经转向普遍存在的慢性疾病。慢性疾病所必需的长期护理中，超出生物医学范畴的因素对取得令人满意的治疗结果至关重要。压力和焦虑，家庭和工作环境，护理质量，患者的信心、恐惧和期望，这些因素难以被操作性的定义，但它们成为了治疗的关键。这些因素与患者的痛苦或疾病经历密切相关，但在生物医学框架下的还原论和客观主义倾向影响下，它们被严重忽视了。

三、对痛苦的忽视

现代医学在诊断和治疗疾病方面取得的了惊人的进展和成就，这一点谁也无法否认。天花、霍乱和脊髓灰质炎等传染病完全或几乎完全被消灭，而这只是众多成就的一小部分。人类生活中几乎没有什么变化能比现代医学和生物医学科学的进步所带来的变化更大。但同时我们必须承认：虽然一种疾病可以治愈，但它不一定就是痊愈；虽然疾病可以解决，但痛苦可能仍然如影随形，甚至威胁到人的整体性和完整性。这带来了一个问题——通过“显微镜观察”变得精度极高的医学是否矛盾地创造了一种“医学短视”，使患者在疾病中所经受的痛苦在医生的视野中遥远又模糊？

麦迪逊（G. B. Madison）的著作《论痛苦》（*On Suffering*），对痛苦在人类生活中的意义进行了彻底的探究。麦迪逊[92]认为，总体上科学有一种为人类生活带来悲剧的视角和一种还原主义。他认为基于生物医学治疗疾病的方法没有考虑到痛苦，使医学这门艺术失去了人文关怀上的恢复健康功能。

对医疗场景痛苦的忽略似乎广泛存在。事实上，许多能获得最好的现代保健服务的人也会抱怨说，医生对他们的痛苦不感兴趣，只关心操作,不关心疾病对他们日常生活的影响。通常情况下,越是以生物医学研究水平著称的医疗中心,受到这样的抱怨就越是常见[93]。恩格尔[90]指出,人们越来越意识到医生生物医学背景的优秀与他关心患者之间的不一致。

弗兰克(Arthur Frank)反映了自己就医时遭遇的痛苦,开始时他被诊断为心脏病,后来又被诊断为睾丸癌。弗兰克[94]所著的《身体的意志》(*At the Will of the Body*)一书中强烈地呈现出了一个仅关心疾病治疗的医疗机构对患者关怀的忽视,是现代医学缺乏将患者的痛苦纳入临床考虑的极佳证据。给弗兰克治病的医生们仿佛被新型医疗技术发展弄得眼花缭乱,常常忽视他的人格存在。在弗兰克的描述中,医护人员只专注于病理学的机制,而弗兰克更希望医生解决他的恐惧和他所经历的威胁感。

弗兰克生动地描述道,医生经常忽视他身上的一切独特个人经历,"只把他当作一个器官的特定部位来对待,而这种器官通常存在于他所属的所有雄性动物身上。[116]"他在治疗心脏病和睾丸癌的两个医疗场景下遇到了两批医生,他们既不能理解他切实经历的痛苦,也不理解他作为患者本身在疾病痊愈中的重要作用。弗兰克的经验和无数的其他故事都证明了这样一个事实——绝大多数患者找医生不是为了继续无用的治疗,而是为了关怀。

总之,医学人文关系出现了危机。医生对患者疾病的理解与患者对疾病的切身体验之间存在着根本的隔阂。这种隔阂不是基于知识水平的差异,本质上两者是完全不同的观点。随着现代病理解剖学和其他生物科学的发展,医学人文关系已转变为一种倾向于"抹杀患者作为人的存在,并将诊疗从(两个人的)共同参与转变为一个有认知的主体处理一个沉默的、被动的物体"的过程[95]。

现代医学的诞生是一个分水岭事件,导致了"生物医学教条主义"的出现。虽然生物医学模式在现代医学上取得了巨大的突破,但它没有重视患者的疾病体验，最终导致还原主义和排他主义。因此，患者在疾病中的痛苦，特别是在慢性和晚期疾病中的痛苦，可能无法得到承认和解决。下一章将探讨这个关键而又经常被忽视的现实——患者在疾病中遭受痛苦的经历。

第四章

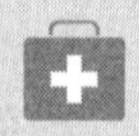

医学人文关系中的核心问题——病患痛苦

自古以来，人们一直不断地尝试阐明痛苦的本质。千百年来，痛苦一直是个未解之谜。历史上伟大的思想家都探索过痛苦的问题，现代医学家发现自己每天都在面对着痛苦的严重性。舍勒（Max Scheler）对现代社会的痛苦提供了一个全球视角。他认为，现代文明使人们远离了社区、传统和自然的保护。因此，每一个文明人都要为自己与自己的行为负责。担忧和焦虑的产生是对孤立和匮乏安全感的必然对应。在西方文明中，痛苦甚至比幸福发展得更快。舍勒肯定了卢梭（Jean-Jacques Rousseau）和康德（Immanuel Kant）的观点，即文明通过与痛苦的斗争创造了更多、更深的痛苦。舍勒认为，在西方，快乐的来源和可以享受的新鲜事物有着紧密的联系，但它们只局限于肤浅的感受。触及人性本质的更深层次的情感，如良心的平静或爱的欢愉，只是随着时间的推移而略有改变。在这些更深层次的情感中，我们的感觉器官已经固化，以至于痛苦的强度更大于快乐的强度。我们更倾向提高快乐刺激，比如说习惯于提高生活质量，习惯于新发明、新机器和新工具，而不是习惯于痛苦的状态[96]。阿奎那关于内心的悲伤比内心的快乐更强烈的说法证实了舍勒的观点，即在现代文明中，内在的快乐已经变得迟钝了。

世俗社会把痛苦当作需要消除的东西。医疗工作也致力于减轻病痛给人们带来的痛苦。然而，尽管医者付出了最大的努力，仍有数百万人在遭受着各种原因的痛苦。虽然现代医学延长了人的寿命，减少了身体上的痛苦，但痛苦并不能被还原为物理术语。我们把这些对象——烟草、脂肪、微生物、压力等，作为痛苦的替罪羊[97]。

在纯粹的生物医学模式之外，对痛苦更全面的理解为医生提供了一个更广泛的视角来看待患者的疾病经历。事实上，痛苦的本质比生物医学领域所意识到的更广泛且具有更多维度。医学，作为一门科学，也是一门治愈技术，是探索痛苦的最重要的领域之一。心理治疗让痛苦治疗更精确、更平衡。尽管如此，心理治疗在治愈痛苦的过程中只是一个小领域。人类痛苦的领域更广泛、更多样、更多层面。人类以不同的方式遭受痛苦，有些方式甚至不能被医药所治愈，即使在医学中最先进的专业也是如此。痛苦比疾病更广泛、更复杂，同时也更深地植根于人类本身[98]。

疾病造成的痛苦之外还具有“更广泛”的痛苦，这些痛苦不能仅归结为它是伴随疾病的“心理影响”。这种有缺陷的解释促使医生把这些“问题”留给精神病学家或心理学家。然而，这些问题“是人类疾病体验的组成部分，是不可分割的”[10]。

痛苦有许多定义。本书应用卡塞尔对痛苦的定义，然后从各种其他对痛苦的描述中吸取经验，以获得对痛苦更广泛的理解。

拉丁文中，“痛苦”（poena）和“患者”（patior）这两个词的词根非常相似，都有着“承受”的含义。相同的词根反映了患者和痛苦的重叠性质。患者是忍受着某种程度的痛苦的人，痛苦作为患者的体验，是他或她在疾病经验中所固有的。患者可能会经历偶然的痛苦形式（如急性重病），或常态形式（如慢性疾病）；也有一些极端情况造成的痛苦，例如严重的创伤[97]。不论形式和强度如何，作为患者就意味着需要承受或多或少的痛苦。

在《痛苦的本质和医学目标》(*The Nature of Suffering and the Goals of Medicine*)中，卡塞尔[101]将痛苦描述为“对人的完整性威胁或对感知威胁的一种体验”。当人感知或体验到危机即将到来时，痛苦就会发生，一直持续到危机化解或者当人完全恢复后。经过多年临床工作，当代医生增加了对患者的感知与痛苦间的联系[98]。人总是会因为利益而受苦，因为这个人没有享受到这种利益，或者被切断了利益。人最为痛苦的是他本“应该”享受的利益被剥夺了。在卡塞尔看来，他的定义所提到的利益是指人的完整性。

第一节　疼痛与痛苦

疼痛是临床最常见的症状之一，2020 年 7 月 16 日，国际疼痛学会(The International Association for the Study of Pain, IASP)对“疼痛”(pain)定义进行了修改，并在线发表在其会刊 *PAIN* 杂志上，并在 2020 年举行的第十届世界疼痛学会年会上把“疼痛”正式列为继呼吸、脉搏、体温和血压之后的“第五大生命体征”。

区分疼痛和痛苦是很重要的。虽然它们是相关的，并可以同时发生，但两者是不同的。阿奎那观察到外在的疼痛是由内在的恐惧所引起的，因感受而产生恐惧，而感受主要来源于触觉。悲伤是内心对痛苦产生的恐惧，这种内在的痛苦来自内心想象的恐惧。外在疼痛的原因是与身体相斥的厌恶感，内在疼痛的原因是与欲望相斥的厌恶感[124]。

阿奎那进一步指出：“内在的痛苦，如悲伤，相对来说比外在的疼痛更强烈。”外在疼痛有时会伴随着内在的痛苦，然后疼痛总体上会增加。

内在的痛苦不仅大于外在的疼痛，也更具有普遍性。因为任何让身体感到厌恶的东西都可能会让内心感到厌恶，任何被感觉所捕捉的东西都可以被想象和理性所捕捉，而反之则不然。因此有人说，内心的悲伤包括所有的伤口，因为即使是外部的伤口疼痛也会包含在内心的悲伤中[102]。

正如阿奎那所述，这种悲伤的“内在痛苦”不同于外在的疼痛。这种内在痛苦与疾病中的痛苦经历密切相关。此外，这种内在的痛苦可能更强烈、更普遍，也比外在的痛苦更大。

阿奎那的论断强化了现象学的观点，即疼痛和痛苦是不同的。痛苦作为一个内在的现实，与人的理性和想象力有关，涉及语境、意义和解释。人可以在不经历外在痛苦的情况下受苦，痛苦是内在的真实感受。

阿瑟·克莱曼（Arthur Kleinman）[103]在《苦痛和疾病的社会根源：现代中国的抑郁、神经衰弱和病痛》（*Social Origins of Distress and Disease*：*Neurasthenia*，*Depression*，*and Pain in Modern China*）一书中将痛苦这个概念归结于“疾苦的躯体化”，这不仅和文化差异有关，还涉及躯体与精神之间的联系。当个体的身心均经历创伤后，常需要通过身体这一外在容器来表达内心的精神痛苦。克莱曼认为这实际上是一种自我以及社会境遇中话题与行动的隐喻。身体的痛苦决定并调节个体的感受、体验以及社会不公境遇的解读。类似“头痛”和“难受”这些概念不过是痛苦“躯体化”的特例，极端的案例莫过于已经截肢的战士嚷嚷着肢体疼痛，一部分痛苦的感觉来源于自我感知的惯性与幻觉，另一部分的痛苦则来自截肢后的心理创伤。

确切地说，疼痛和痛苦并非截然分开的两个概念，只是范畴不同。来自黑斯廷斯中心的研究澄清了这一区别——大多数人会寻求使用药物的方式来减轻疼痛和痛苦。通常，当他们的身体在某种程度上受到伤害时他们会去寻求帮助，或者当他们在心理上承受负担时他们会去寻求宽慰。疼痛和痛苦通常是一起经历的，然而疼痛和痛苦，虽然经常在患者身上同时发生，但不一定是相同的。疼痛是指极端的身体苦痛，这样的疼痛有许多种表现形式，如抽痛、刺痛、烧灼样痛等。而痛苦是指一种心理负担或压迫的状态，通常以恐惧、害怕或焦虑为特征。严重而无法缓解的疼痛可能是痛苦的来源，但疼痛并不总导致痛苦，尤其当患者知道这是暂时的或最终可以治愈时。痛苦也不总是带来疼痛，比如许多精神疾病的痛苦，或者仅是对生活中产生的普通恐惧，不一定会直接导致身体上的疼痛[104]。

虽然疼痛是造成痛苦的常见原因之一，但疼痛和痛苦是不同形式的。当疼痛难以忍受时，患者可能会感受到痛苦，如主动脉瘤引起的疼痛。患者也可能会忍受极端疼痛，尤其是当他们知道他们忍受的疼痛是什么，知道它可以被控制，或知道它将很快结束时。例如，分娩的痛苦可能极其严重，有些产妇却感到兴奋。研究表明，产妇在分娩时感到自己可以控制疼痛似乎比消除疼痛本身更为重要[105]。这种情况下，控制感并不能消除疼痛，但可能会减轻痛苦。产妇对疼痛的感受及其对结局的可预见性，也有助于产妇对分娩时疼痛的高度容忍。

当患者意识到疼痛是可以控制的时候，他们的痛苦往往会得到缓解。晚期癌症患者认为疼痛无法控制时，往往会经历更剧烈的痛苦。然而，当患者一旦意识到他们的疼痛是可以得到适当的治疗时，相同病情的患者往往会在没用任何药物的情况下忍受相同的疼痛，他们宁愿忍受疼痛也不愿接受镇痛剂的副作用[106]。在意义层面上，当患者给痛苦的体验赋予意义时，痛苦的体验成为一种外在的疼痛，而不会渗透到内在痛苦中。卡塞尔认为，可以控制的疼痛不会让患者产生对人身完整性的威胁。

当下列情况之一发生时，疼痛会导致痛苦：①疼痛的来源未知；②疼痛被赋予负面的意义（例如癌症）；③疼痛是不受控制的；④疼痛没有可预见的结局。这些状况都与患者对人身完整性的威胁或感到这种威胁有关。即使疼痛的程度很低，但如果以上四种情况之一发生时，它就可以成为剧烈痛苦的来源。例如，慢性疼痛可能是造成巨大痛苦的原因，正是因为疼痛似乎“永无止境”。即使是轻微的背痛，也会因为没有可预见的结束而引起剧烈的痛苦。相比之下，虽然肾结石可能是非常疼痛的，但患者往往不会表现出他们的痛苦，因为这种疼痛的结束是可预见的[107]。

来历不明的疼痛也是造成痛苦的原因之一。有这样一个案例，门诊有一位年轻的女性患者，主诉她的下腰部有严重的疼痛感。几个月来，她尝试着去了很多家医院，看了很多个医生，但都没有找到病因。然而，做了 CT 扫描之后，我发现她脊柱有一处陈旧性骨折。在向患者解释了疼痛的来源，并告知她病情并不严重之后，她觉得她的疼痛缓解多了。正如卡塞尔的一位患者，得知确切的病因之后，她说："我不介意了，我感到非常高兴。因为我知道了我的身体是真的有地方不对劲，而不是因为我疯了。"[106]这个案例揭示了一个事实，即无法解释的疼痛可能是痛苦的重大原因之一。尽管在医学上没有什么办法可以减轻这位女性患者的症状，但她仅仅因为了解到病情的来源就已经减轻了痛苦，这使她能够忍受之前无法忍受的同样程度的疼痛。

痛苦可能涉及身体疼痛，但并不一定局限于身体疼痛，这进一步表明，疼痛和痛苦是不同的，可能有疼痛而没有痛苦，也可能有痛苦而没有疼痛[105]。我们可以对比一下晚期癌症患者的疼痛与长跑运动员比赛后所经历的疼痛之间的差异，某些疼痛不但不会被理解为疾病，而且这种疼痛也因患者赋予疼痛的意义而决定是否包括痛苦[108]。在晚期癌症患者中，患者可能将死亡即将降临归因于疼痛，这种意义赋予可能导致更强烈的痛苦。正是这种赋予疼痛的特殊意义加剧了痛苦。

一项研究对比了二战结束时安齐奥滩头区受伤士兵的疼痛表现和大手术后平民的疼痛表现[109]，在被问到"他们是否需要一些东西来缓解他们的疼痛"时，只有三分之一的士兵做出了"需要"的回答，而 80% 的平民给出了"需要"的回答。这种差异可以从受伤程度和疼痛的意义来解释：士兵的伤痛意味着战争将要结束了，而他们仍然活着，死亡的威胁减少了；相比之下，平民将疼痛与手术联系起来，这意味着死亡可能即将到来。因此，可以通过把痛苦本身与死亡的威胁感分开来比较，包括在不同情况下对死亡威胁的感受来解释两组数据之间的差异[110]。这项研究表明，正是赋予这种疼痛的特殊“意义”促使和加剧了痛苦。

第二节 痛苦的主观性

我们把痛苦看作是人类特有的体验，也是一种不可避免的、必然要经历的体验。波爱修斯（A. Boethius）对痛苦定义的第二个特征是，每个人作为一个物种单位，每个个体都会体验到独特的“主观性”，包括痛苦在内。痛苦除了是客观的人类体验以外，也是个体所独有的。从主观角度来看，痛苦是具体且不可重复的个人事实[98]。

建立在这些观察的基础上并综合了其他几位医生的想法，罗杰斯（B. L. Rodgers）和考尔斯（K. V. Cowles）[111]进一步阐明了痛苦的本质。他们将痛苦描述为：“一种个性化、主观和复杂的体验，其主要特征是人对感知到的威胁赋予了强烈的负面意义。这个含义涉及人的完整性、自主性和真实人性的丧失（或感知丧失）”。与卡塞尔一样，罗杰斯和考尔斯对痛苦的定义中也包含了“感知”，这指向了痛苦的主观维度。

一些临床医生因见过太多遭受痛苦的过程而加入了痛苦哲学的研究阵营中，比如布兰德（Paul Brand）的《疼痛——无人想要的礼物》（*Pain*：*the Gift Nobody Wants*），他在书中讴歌疼痛，认为疼痛是造物主的“礼物”，是人类生活中的必需品，是个体健康和生命治愈不可或缺的部分。这位医生在行医过程中经常接诊末梢神经麻木失去痛觉的患者，有一位先天性无痛症患者令他印象深刻，因为他对多种自我摧残行为均无感。后来，布兰德也时常遇到不同程度疼痛缺失的麻风病患者，这些失去危险境遇预警功能的人引起了他对传统痛苦观念的反思，因此他认为疼痛是一种特殊的“礼物”。

疾病中的痛苦会被视为对人的完整性的威胁，疾病“加深了普通疼痛的正常阈值，并且让我们的健康生活增加了痛苦"，限制我们在日常健康生活的各种活动。因此，虽然痛苦往往发生在急性疼痛、气促或其他身体症状存在的情况下，但它已经超出了健康范围。一般来说，痛苦是"在发生威胁人身完整的事件时产生的严重低落状态"[106]。这种对人的完整性的威胁影响到一个人对其症状所赋予的意义，痛苦与患者对疾病的反应有关，涉及患者的"意义和意志"。

现在社会尚未发现令大部分人满意的治疗慢性疼痛的方式，而且医疗资源又比较紧缺，慢性疼痛患者经常会碰到候诊时间过长、治疗周期久等问题。因此，这可能还会加剧慢性疼痛患者心理层面的痛苦，进而加剧其身体的疼痛感。国内的一项访谈研究发现，这种因患者主观上的痛苦造成的病患痛苦问题已经发展成了一个恶性循环[112]。

正如没有两个人有相同的基因型或基因表型，也没有两个人有相同的生活背景，所以，痛苦同样也是每个人所独有的。皮博迪的话生动地表达了每个患者的独特个性：所谓的"临床照片"不仅仅是一张躺在床上生病的人的照片，它还是一幅印象主义的画，画的是患者，周围是他的家、他的工作、他的关系、他的朋友、他的欢乐、他的悲伤、他的希望和恐惧[34]。如果要对患者在疾病中所受痛苦的这种"印象主义绘画"进行调整，就需要调整患者作为一个人的独特主体性。

每个人的本质和存在都是独一无二的。就像没有人的独特存在可以被取代一样，每个人都有一些独特的痛苦经历。独特性不仅定义了患者独特的疾病情况，还定义了他作为一个整体的所有生活方面的质量。实际上，在疾病中痛苦的经历往往会把这种生活方面的改变以一种集中的形式带到患者意识的前端。

即使在最初患者决定去看医生的时候，我们也可以看到每个患者独特的主观性。当患者第一次寻求医疗帮助时，患者最初的"寻求帮助"揭示了患者对疾病有不一样的态度，特别是关于疾病的主观因素[113]。当严重或不寻常的症状出现时，人们几乎总是寻求医疗帮助，这个阶段就应对了我们说的“生病了”。然而，许多生病的人不去看医生，这并不是对症状的非自然反应，事实上，只有少数人认为自己生病的时候会寻求医疗帮助。在1981年进行的一项为期两周的调查中，75%的普通人群出现了他们认为是疾病引起的症状，而只有24%的人咨询了医生。咨询医生的人并不一定比不咨询医生的人病得更重。当比较两组症状的数量和类型时，这两组并无明显差异[114]。从这些数据中可以看出，就医时症状的主观体验会影响患者和医生之间的交流。

芝加哥大学临床医学道德中心主任、伦理学家西格勒(Mark Siegler)通过把“临床医学的前期阶段”归类为“第一个临床阶段”来加强这一类的观察。他指出，即使一个问题被看作是一个有关健康且需要咨询的问题，人们也可以选择不把它作为临床医学的问题而告知医生。即使病情严重，患者也可以将疾病认定为非医疗问题。西格勒从托尔斯泰的小说《伊凡·伊里奇之死》中获得了一幅关于看医生准备阶段的深刻画面，并指出患者对生病的看法和就医的决定受到各种因素的影响。托尔斯泰在这个“第一个临床阶段”中揭示了几个主观特征，社会、文化和心理因素会强烈地影响个人的判断。

患者既是经历疾病症状的人，也是赋予它们理解和意义的人。“不同的人以不同的方式界定相似的条件，正如一个人可以在不同的时间以不同的方式界定相同的条件一样。”卡塞尔[101]指出，疾病对特定患者的意义将取决于“他的意义的集合”，这种集体性必然是自传性情境的一种功能。例如，对一位患者来说胸痛是心脏病发作，而另一位患者感到胸痛则是消化不良所致。

这些意义取决于患者的生活经历，目前的痛苦是根据过去的经验和未来的预期来构成的，这与个人的生活日常有关[99]。每个患者都会对诊断结果以及症状做出各自不同的反应，因为这些问题与他们在世界上的具体情况有着特殊的相关性。一位来自美国中产阶级男士的思维方式说明一个人的生活环境产生特定意义的过程：“那天晚上我感受到我的胃不舒服，另外还伴有腰痛和头痛。这些疼痛传达给我的方式是由我的文化所塑造的，我是一个白人，中产阶级，美国男性。这其中包括一种信念，即不适意味着我的身体产生了‘不对劲’的感觉，如果它足够严重，我应该找一位有经验的医生来‘修复’它。”但是如果是在其他社会历史环境中，在其他情境中长大的人，这些相同的感觉就不会以这种方式出现。如果是一个虔诚的印度教徒，可能认为这是“恶业”的自然后果，是他先前的不洁行为和态度造成了不可避免的结果。如果是一个海地农民，他可能会把痛苦看作是当地女巫的诅咒。如果是一个虔诚的基督徒，他会把疼痛当作是神对罪恶的惩罚。如果是一个愤世嫉俗者，他会把痛苦归因为愚蠢的命运。情况不同，其所要求的干预措施将有所不同[50]。

同样，患者对疾病的独特理解的差异实际上可能会减轻或加剧痛苦。出于这个原因，医生必须设法理解患者对其主观疾病体验的理解。

鉴于近些年疾病模式的演变，患者的主观体验变得越来越重要。急性疾病，如细菌性肺炎，很少人会去考虑这个疾病对患者意味着什么。有些症状严重到会让任何人求救，这不受个人信仰和价值观影响。然而，随着慢性疾病患病率的增加，情况发生了变化。糖尿病和高血压等疾病的存在和症状表达在一定程度上取决于患者是什么样的人，取决于病情对他的意义，取决于他的行为。饮食习惯、生活方式和患者的依从性对患者的疾病体验过程有强烈的影响和预测作用[115]。

第三节　痛苦的存在论危机以及病患痛苦论

人平时忘记了自身存在，就像时刻在呼吸，却从不会想到空气的存在一样。患病导致身体整体性的丧失，身体整体性的丧失又导致身体完整感的剥夺，可以引发病患的痛苦。病患的痛苦足以引发人的愤怒、悲伤和畏惧等情绪，这些情绪使人强烈地意识到自身的存在，准确地说是意识到自身存在的危机，就像呼吸困难时强烈意识到空气存在的重要性和迫切性。第一次被抛是出生，在而不得不在；第二次被抛，是抛在现实的死亡面前。此在不得不面对在的将不在，恐惧和痛苦尤其鲜明，甚于第一次被抛。病患尤其是重大病患会突然使人陷入一种茫然无措、无所适从的情绪中，他的生活世界与以前突然就不一样了，痛苦一下子完全缠噬着他。为什么会这样？未来会怎样？不得而知。对原本每天打交道的非常熟悉的生活世界会产生一种隔绝的感觉，内在的时间感、空间感、身体感都会发生巨大的变化，与客观的时间、空间产生巨大的差异，一下子被带到患病的状态，而且无可逃避，不得不在，这就是生存论意义上的病患的"二次被抛"论，与其说是人患了病，不如说是人被抛进了患病这个状态。因此痛苦似乎"对人的本质意义重大，它和人本身一样深邃，它以自己的方式表现出人所特有的深度，并以自己的方式超越了人本身"[98]。

痛苦与人类的生活世界是分不开的，是"离不开人类的现实存在"[98]。它发生在人生的不同时刻，并以不同的方式出现。疾病和痛苦的经历，无论在哪个年龄段，无论以何种形式出现，都会将人推进一个所有人最终都会经历的现实。

那么做人的意义是什么？回答这个问题有助于我们界定痛苦本身的性质，因为痛苦是一种独特的人类现象。由波爱修斯提出的人的存在论至少可以追溯到 5 世纪。在当代哲学中，特别是在现象学和存在主义界，也在继续进行类似的努力。尽管人类进行了卓有成效的观察，但波爱修斯对此的简明定义仍然是经典的。他将人定义为"具有理性性质的个体"。在波爱修斯的框架中，人是物种的一个"单子"，因此是一个与该物种的所有其他"单子"所不同的个体实体[116]。然而，成为"单位成员"并不一定使人成为一个人。波爱修斯进一步指出正是"拥有理性使人成为一个人"，一个有别于其他的个体。

当患者感觉到自己生病了，他感觉到自己个人存在状态在改变。他已经变成了患者，一个承受着痛苦、焦虑或残疾的人。他从那些健康人的群体中被标记出来。佩里格里诺指出一个生病的人仍然是一个人，但是是处于一个受损状态的人。患者成为人类的一个子集的成员，其特征是失去了关键的人类自由、完整的人。人类在疾病中遭受痛苦的独特经历根植于这种“存在论危机”中，它是对患者的统一性或完整性的一种真正的攻击。用波爱修斯的话说，他仍然是“具有理性本质的个体实体”。但佩里格里诺指出，那种人格的真正“表达”在疾病中会受到阻碍。因此，病患的痛苦情绪会激发出一种特殊的自我存在意识，认为自己的存在受到了严重的攻击，烦心、忧虑、绝望时刻围绕着他，存在的危机感随着病情的加重而增强。由于这种“存在论危机”，疾病使患者的日常生存状态发生了变化，被抛状态也就十分突出和明显了。

疾病的痛苦、存在的危机感、茫然无措的无能力的被抛状态也深深地改变了一个人的主观存在。它挑战我们的“生存能力”，也影响到我们生存的许多方面，包括我们的自我意识。在痛苦中，事件似乎闯进了我们的生活中，迫使我们努力地去适应。这场“战争”不仅仅是一场在身体意义上的外部的战争，而且更是整个人的战争，一场人的理性和想象力的战争。

存在论危机特别定义了人的痛苦经历，在整个痛苦世界的基础上，在人类所承受的每一种形式的痛苦中，不可避免地会产生一个问题——为什么会痛苦？这是一个关于痛苦的原因的问题，同样也是一个关于痛苦的目的的问题，简而言之，这是一个关于痛苦的意义的问题。它不仅伴随着人的痛苦，甚至决定了它的内容，是什么使痛苦成为人的痛苦[98]？

人们寻求对病患痛苦的理解，他们的努力通常以问题的形式出现。主流的看法是，当一个人生病时，会感到不愉快甚至会感到为之震惊。为什么是我？为什么是现在？我做了什么才导致了这样的结果？这些都是“二次被抛”状态的常见反应。“被抛”的痛苦是“对人性的伤害”，强烈地唤起人们对疼痛意义的追问。

除了被剥夺健康之外，患者还经常经历一系列其他的个人体验，这会加剧他在疾病中的痛苦。根据图姆斯的看法，可以将这些个人体验归类为身体完整性、控制、秩序、熟悉的世界和动态平衡的丧失。进一步研究这些个人体验将有助于澄清疾病中痛苦的本质。对疾病的现象学描述通常强调自我的破坏，即人格从一个完整的整体开始变得破裂或分裂[117]。为了理解失去整体性的含义，必须首先理解人体是一个人表达自我的载体和媒介。

“身体”和“灵魂”之间的关系问题一直是无数猜测和理论的主题。柏拉图(Plato)将人设想为一种精神，为它的实际存在赋予了质料的身体；亚里士多德(Aristotle)提出了一个“实质统一”的灵魂和身体，形式和质料在一个人体内统一。本书只关注疾病对一个人通过身体表达出自己的人格能力的影响。正如佩里格里诺强所指出的，疾病侵犯了一个人的人格表达[116]。

死亡是任何人都无法避免的必然结局，即使现代医学能够勘定出所有基因图谱，也无法阻止人与死神照面。一个人的一生总的说来就是被希望愚弄后一头扎入死亡的怀抱，这种令人撕心裂肺的痛苦一脚将人踢进虚无[118]。

身体与人的自我占有和自我决策密切相关。人的个性(人格)的载体和表达方式代表了他的身体[119]。因此，人的整体既与身体相联系，也由身体来表达。

现象学的主要创始人胡塞尔区分了躯体(Körper)和身体(Leib)。躯体即我们是作为生理上的、神经上的和骨骼上的存在。这就是笛卡尔所说的，我们自己“可以在空间中延展出”的那个方面。相反，身体关注的是我们如何在日常生活中体验这种物质。躯体是抽象的整体，只是“存在着”就足够了，身体则是作为一个有意志和感知的我在这里和现在的生活。这是我看到的、思考到的、记得的关于我自己的皮肤和骨头以及我对它们的感觉[50]。

躯体和身体之间的区别类似于疾病和疾患之间的差异[81]。在目前的生物医学观点中，占主导地位的是被广泛接受的“躯体”观点。而“身体”（Leib）是一个与“生命”（Leben）密切相关的词，与“生活的体验”产生了共鸣。胡塞尔和他的追随者们认为，躯体的客观措施无论多么有益，都无法获取到日常体验。钙摄入量、血压、血脂和前列腺特异性抗原这些都是躯体领域的科学测量。虽然这些数据是有用的，但它们没有获取到人的生活体验的实际数据，例如，他的食欲、压力、胸痛、害怕、焦虑和对症状的恐惧[56]。身体（Leib）是活的（lebendig），是痛苦的存放之处[120]。痛苦是身体性的，它不同于躯体性的疼痛，人类的痛苦植根于活生生的身体。肿瘤在一个人的躯体内增殖并不痛苦，但它的存在可能会导致痛苦。这种痛苦存在于身体之中，源于对肿瘤增殖的认识，以及对丧失特定事物的认识。这时，人认识到躯体未能支撑他的生活、欲望和目标。

一、身体完整性和控制感

患者会常常感到自己的身体背叛了自己的意识，他的生活会受到挑战，特别是他的人际关系与公共关系。他们在自我和身体之间失去了统一性，特别是当他们失去了面对世界和他人的能力，以及作为“一个整体”与他人互动的能力。当患者的身体处于痛苦中时，身体将失去了与自我合作的能力。患者不能再使用身体用于身体以外的目的，身体不再是一种达到自我定义目的的手段。相反，疾病就成为中心，成为主要的关注对象，医学与其说是为人服务，不如说是为身体而服务。这种存在统一性的丧失对精神疾病患者的影响可能更微妙和更深远。人的心理或精神出现障碍时，会导致人的统一性出现更复杂的破裂[116]。无论是生理疾病还是心理疾病，至关重要的是疾病将会攻击个体的统一性，这种攻击剥夺了患者对身体的完整性及统一性的感知。

在丧失身体完整性的情况下，患者既经历了对"自身身体"的深度认知——这在以前健康的时候被认为是理所当然的——也同时经历了与他的身体的高度疏远。舒茨(Alfred Schutz)说，疾病本身就是奇怪的，它会让这种"理所当然感"终止。我们将日常生活视为是理所当然的，也就是说所有事情会像以前经历过的事情一样。只有当某件事不符合我们的期望时，我们才会去适应它或根据它的改变而改变自己，我们的注意力会被引向去解决那些变得不稳定的事情，以便继续正常的生活。我们不得不改变一种习惯，如戴眼镜，或者更大幅度地改变我们的生活，如失明，"我们会或多或少地去习惯新的状况，我们以前积累的自以为理所当然的知识和习惯仍然受到生活务实动机的支配"[121]。疾病的出现意味着每天生活中的"理所当然"将会终结。当身体出了问题时，我们最关心的是我们自己。当我健康的时候，我的身体不会显山露水地让我意识到它的存在。然而，随着各种疾病症状的出现，我的身体开始表现"自己"：我的腿疼，我的喉咙像在燃烧。在经历疾病的过程中，尽管我们对自己的身体有更强烈的关注，但我们会感到越来越不了解自身身体的情况，也会失去对日常生活的熟悉和理所当然的感觉。

由于身体对个人身份是至关重要的，这种新的"错位感"所产生的差异可能是戏剧性的。这种身体上的新体验开始影响到我们意识的各个方面。理查德·赞纳(R. M. Zaner)阐述：不管是哪种情况，当一个人的身体感到"缺乏能量""心跳""急性腹痛"，受到影响的那个部分将会成为"最要紧的"部分去支配着人的意识。总之，受折磨的患者再也不能像以前那样认为一切都是理所当然的，无论疾病将会持续多久。患有流感的女性不会再以之前的方式出门，患有终末期肾病的男性必须保持严格的饮食方案，并定期进行血液透析。日常事务必须以不同的方式去进行[122]。

图姆斯将赞纳所描述的这种“疏离”的身体感觉称为一种“身体对立”，即这样的身体摧毁了人生活的可能性，影响了常规日程安排，并且因为越来越多的事情超出了自己的控制范围，身体越来越被体验为“他者”。奥利弗·萨克斯（Oliver Sacks），是一位经验丰富的神经病学专家，也是一名具有诗人气质的科学家，他在医学和文学领域均享有盛誉。萨克斯擅长以纪实文学的形式、充满人文关怀的笔触，将脑神经病患者的临床案例写成一个个深刻感人的故事，被书评家誉为20世纪难得一见的“神经文学家”，被《纽约时报》誉为“医学桂冠诗人”。他的个人反思支持了图姆斯的观察。萨克斯回忆起在一次爬山时他的腿摔断的经历，这次意外造成了相当严重的神经损伤，需要长时间的康复治疗才能恢复感觉和运动。在神经学方面，萨克斯经历了周围神经的病变，然而，他指出这“不仅是我肌肉的病变，而且是我的病变”。萨克斯生动地讲述了他与身体对立的经历，即使非常努力他也无法移动自己的腿，不看到自己的腿就感觉不到它是在床上还是在床下。他描述道：“在那一瞬间，我感觉不到我的腿。这真的非常奇怪的感觉，不是我熟悉的感觉，我以绝对陌生的眼光注视着它。”萨克斯的反思表明他受伤的经历比仅仅是一条瘫痪的腿失去感觉要深得多，他的受伤本身对他的存在是一种破坏，是一种存在论的攻击。

在医生的帮助下，患者最终可能会重新掌控自己的身体。然而，需要持续治疗的慢性疾病可能需要持续的技术援助。获得的任何对身体的控制感都可能以增加“他者”的感觉为代价，因为支持技术干预与自身无关[121]。这些干预手段会对自我产生持久的影响，即使身体恢复了以往的活动[123]。

图姆斯声称，现代人似乎更强烈地感受到这种失去控制的感觉，因为他经常对技术和现代科学的力量抱有幻想。由于科学技术已经成功地根除了许多疾病，患者通常期望医疗干预能完全恢复身体的完整性和控制感，当他看医生时会报着不切实际的期望，因此这种高期望的技术往往会加剧患者失去控制的体验[99]。

二、存在状态的动态平衡

人被抛入疾病状态也会导致动态平衡的损失，威胁着我们的自我形象，这种自我形象是我们过去理性选择的产物。佩里格里诺断言，随着时间的推移，这种自我形象是根据我们的愿望和缺点，从我们的选择和妥协中精心构建的。通常，这些选择与我们的存在状态处于动态平衡。被抛入疾病状态破坏了这种平衡，并"迫使我们重塑一个新的平衡，而这些决策往往是没有经过深思熟虑的选择。糖尿病患者、心脏病患者或等待死亡的癌症患者，最基本的需要是个人身份的重建"。佩里格里诺[116]指出，这种重建是由"我"来"管理"的，"我"是"过去和未来之下持续存在的历史实体"。疾病的猛烈抛掷会影响到个人的动态平衡，让人不得不去重塑个人身份，改变与世界打交道的方式。患者渴望"再次自由，作出自己的选择，确定自己的目的，并选择希望过的生活"。赞纳赞同佩里格里诺的观点，认为严重的疾病会挑战一个人的自我意识。"我们是什么？我们是谁？我们希望成为什么样的人？即使我们仍然没变，在这种情况下也有很大危险"[124]。

二次被抛引发了"患者希望如何与世界打交道"的思考。患者和与患者亲密的人——家人、朋友——都被迫以"某种"方式回答上述的存在主义问题。在正常情况下，患者和他们的亲人都会感到困惑。大家会觉得有必要对患者的身份有一个新的理解，并重新评估"动态平衡"。虽然医学与疾病有关，但患者的身份和动态平衡的问题不仅仅需要生物层面的医学信息，还"需要我们去理解生病对一个人的生活、未来以及与他人的关系意味着什么"[125]。

"疾病对人的抛掷"，特别是对慢性疾病和癌症晚期的患者来说，他们的生活目标、计划和期望会被彻底打乱。一位患者描述了她的慢性疲劳综合征:“我以前导航的目的地和地图已经对我没用了。”弗兰克尔注意到,这位患者描述了在这种很难痊愈的疾病中,她需要“以不同的方式去思考来构建她与世界的新关系”[94]。

二次被抛让患者以一种不同以往的方式来看待自己的过去、现在和未来,它逼迫一个人去重建身份,寻求一个新的动态平衡。也许这就是为什么陀思妥耶夫斯基(F. Dostoyevsky)大声疾呼:“为什么痛苦是让意识诞生的唯一原因!”

痛苦使我们挣扎,使我们重新体会存在,重新塑造自己。当我们与它斗争的时候,我们可能在某些方面重塑自己。人类在经历二次被抛的痛苦过程中不是被动的,痛苦可能会激发人们去努力改造,重塑自我,复始生命。陀思妥耶夫斯基把痛苦构成“意识诞生的唯一原因”,虽然这个宣言用了夸张的手法,但痛苦确实会激发和塑造世界和自我的意识。当人们有意识地对痛苦做出反应时,痛苦会激发自我的发展,并促使寻找自我的各种可能性[126]。

医学叙事提供了对这种身份重建的洞察力。通过患者的故事,即使在艰难的适应和重建过程中,患者都会为了保持自己的身份——“我”而进行特殊的挣扎。患者的叙事揭示了他在面对生活突然打击时保持自我意识和目标感的努力。布罗迪(Howard Brody)[117]将此描述为“疾病的双重性质”,患者既是同一个人,又不再是那个人了。这种努力争取了一个新的动态平衡,是慢性疾病和晚期疾病患者叙事的重要组成部分。

一个人生活中的痛苦必须被写进个人故事的情节线中,未曾预料到的突发事件不仅与以前发生的事情相吻合,而且与可预见的未来突发事件的情节线也相吻合。对未来想象的预测可能是令人沮丧的、不切实际的和无法实现的,然而他们也可以是有建设性的、自由的[97]。

与可预见的未来吻合是患者达到动态平衡的关键。相反,当患者对未来的预期与过去不一致时,他们会感受到很痛苦。卡塞尔指出,痛苦和对未来的期待是有联系的。身体对创造未来没有任何想法、希望和恐惧,只有人才会有[35]24。德诺(Serge Daneault)医生采访了晚期癌症患者。他的研究表明,晚期癌症患者从三个“核心维度”来定义痛苦:①遭受暴力;②被剥夺或不知所措;③生活在恐惧中[38]。在第三个维度的痛苦中,患者将目前的痛苦与未来可能的痛苦联系起来。“生活在恐惧中”意味着患者对未来特别是未来的痛苦感到恐惧和怀疑。因此,目前的痛苦往往是由对潜在的未来痛苦的恐惧引起的。换而言之,痛苦不仅始于目前的疼痛,也与对未来可能的疼痛的看法有关[35]24。例如,在诊断肌萎缩侧索硬化时,患者运动功能是好的,但患者仅仅因为担心未来的严重问题就会引起巨大的痛苦。

医生的生物医学观点可能无法意识到一个人对疾病或伤痛的恐惧本身可能是重大痛苦的根源。“疼痛、疾病或伤害对自我的威胁可能是深远的,对身体也有实际的影响,而医生被要求帮助减轻这种焦虑”[35]24。

三、熟悉感和秩序感

疾病也会打断患者的日常生活,扰乱他与世界、自我和他人的关系[127]。这种扰乱可能有不同的种类和不同的程度。简单疾病引起的扰乱很容易被纠正,危机也许是短暂的。但如果有巨大的危机如慢性或晚期疾病,就会导致日常生活面临长期中断,也就是前面所说的二次被抛。

疾病可以影响现实中人最基本的构成要素。“一个人的存在,它的本体基础被动摇了”,甚至对时间和空间的体验也可能会被改变[124]。当人的身体速度和行动能力因为疾病发生根本变化时,其他人和其他事物就会变得更加遥远,因为要接触到他们需要更多的时间和精力。

患者被现代医学技术及其生物医学“凝视”的体验进一步加剧了这种“熟悉感的丧失”。在接受调查的时候,患者发现自己受到了不露面的机器的摆布，患者不知道这个机器的功能到底是什么，但它的指令必须服从。在与机器打交道的过程中，患者会觉得自己是一个被调查的对象，而不是一个痛苦的主体。这种目标的转变不仅在机器的“凝视”中得到了印证，而且在医疗专业人员的“凝视”中也得到了印证[10]。

即使患者被“治愈”，疾病的经历也常常留下了印记。身体和自我再也不能像以前那样结合在一起了，患者觉得日常生活的理所当然已经被一种脆弱甚至是死亡的意识所取代，因为在疾病的经历中才能感受到人的死亡，而这即使是在我们所爱的人的疾病和死亡中，也是无法间接感受到的。

弗兰克尔生动地描述了他的经历：心脏病发作就像是跌落在鸿沟的边缘，然后又被拉了回来。为什么我被拉回来比我掉下去的感觉更没意义？后来，我总觉得只要我走错了一步，就会让我再次坠入深渊。我永远不会忘记那种虚无的紧迫感和对死亡的确定性。一旦身体知道死亡的感觉，它就再也没办法像从前那样生活了。那些认为自己是健康的人也走在这个边缘，但他们只看到远离鸿沟的坚实地面[94]。疾病迫使患者认识到身体的完整性其实是很脆弱的。“透析机器可能是一种对肾脏的奇迹般的模仿，但没有人在透析中会认为它是真实的肾脏”[128]。这对慢性病和危及生命的疾病显然比轻度的、一次性的疾病有意义。病情严重的患者认识到，身体随时可能会背叛他，可能与他的自我产生对立，成为“对立的身体”。

由于身体完整性的丧失而经历的痛苦仍然留在人们的记忆中，即使疾病已得到生物医学方面的成功治疗，痛苦也可能持续存在。一个久治不愈的患者身心是不会健康的，因此在治病过程中需要先治心，消除患者心理上的一些负担和障碍。

四、疾病痛苦的意义问题

寻找痛苦的意义是人类面临的最大挑战之一。尼采（Friedrich

Wilhelm Nietzsche)宣称:“真正引起人们对痛苦的痛苦体验不是本质上的痛苦,而是痛苦的无意义。”尽管尼采笃信宿命论,但他仍认识到意义的重要性,他认为:“有理由(意义)活下去的人几乎可以忍受任何痛苦”。而弗兰克尔强调意义对生命是必不可少的,人类总是会有意识地或在潜意识中寻找或创造意义,无意义是人们无法忍受的[128,3]。作为纳粹集中营的幸存者之一,弗兰克尔见证了“人类是(而且永远是)能够抵抗和承受最恶劣的条件的。把自己从最恶劣的条件中抽离出来是一种人类独有的能力”[128]。

痛苦需要一个解释,缺乏对自己承受的痛苦的理解最终会导致人遭受更多的痛苦[129]。事实上,觉得痛苦无意义的信念阻碍了患者将新的意义融入他的生活中,但这种融入对个人的一致性至关重要。失去意义是对人类发展最具破坏性的行为之一。

弗兰克尔,1905 年 3 月 26 日出生于奥地利维也纳一个贫穷的犹太家庭,是维也纳第三心理治疗学派——意义治疗与存在主义分析(existential psychoanalysis)的创办人。他认为,在生活中缺乏意义是最严重的生存压力,存在主义危机就是一种意义危机。弗兰克尔认为这个时代的传统的普世价值观正在崩溃和消失,使许多人陷入了一个“存在真空”的观念里,弗兰克尔将其描述为“一个人完全失去了存在的最终意义,即失去了让生命变得有价值的能力”。这种“存在真空”使人既易受极端主义的影响,也在痛苦的时候容易感到绝望。

胡塞尔将当代的“存在真空”与科学世界观的主导地位联系起来。19 世纪下半叶开始,现代人的世界观具有排他性,让自己的世界观由科学决定,并被科学产生的“繁荣”所蒙蔽,这意味着现代人对决定人性的意义的问题产生了漠不关心的态度。仅仅是事实的科学就能使人成为事实的人吗?在我们的迫切需求中,这门科学却什么也没说,它在原则上排除了关于整个人类生存的意义或无意义的问题。在我们这个不幸的时代,人类被可怕的动荡所困扰,而这些问题也是最紧迫的问题[130]。

疾病的生物医学解释根本不能解决患者痛苦的意义问题。病痛会引发痛苦，其更深层次的原因是患病导致了身体的存在危机，甚至会带来死亡，这是患病痛苦的根源。而痛苦的无意义或者说死亡的无意义会加剧这种痛苦。常人被抛入疾病状态时，平时的沉沦、好奇、闲言等非本真生活只会让沉沦者患得患失、担惊受怕、产生痛苦与折磨。向死而生，不是说抓紧时间安排后事，而是要摆脱沉沦，追求本真的存在。本真的生活，不是脱离日常的生活世界，而是回到日常的生活世界，用一种全新的眼光重新审视自己与生活的关系。在这个意义上，在病患状态中寻找病患痛苦的意义，其实就是寻找人生的意义，二者是完全统一的。

痛苦是人独特的经历，也是人不可避免的经历。痛苦除了是一种客观的人类体验外，也是个体所独有的。每个人的体验都是无与伦比和不可重复的，每个人都有不可重复的“个性”[131]。痛苦是一种具体和不可重复的内在个人事实。

疾病是对健康利益的剥夺。疾病中的痛苦包括患者所经历或认为的一系列利益的剥夺。这类利益包括丧失身体完整性、控制感、秩序和熟悉的世界。

胡塞尔指出，自然主义的科学观点未能证明人们在面对痛苦时“最折磨”的问题——意义问题。一个患者常常在痛苦中经历无意义的过程，这种经历似乎在现代性的“存在真空”中普遍存在。这种意义的丧失是对人类的蓬勃发展最具破坏性的剥夺之一。然而，弗兰克尔指出，在那些无可避免的痛苦时刻，找到意义可以成为减轻痛苦的有力途径。

第五章

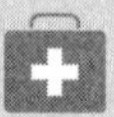

现象学视域下痛苦的改造

疾病引发的痛苦的存在论危机，隐含着对死亡的畏惧。死亡是必然的，患病也是必然的。沉沦是常人的存在状态，非本真的生活是无聊和无意义的，对死亡的畏惧是一直存在的，所以痛苦无可避免。对个体生命而言，向死而生，寻找痛苦的意义就是必然的过程，并在这个过程中产生对人生的种种感悟。

关于痛苦，世人普遍同意以下两条真理：第一条是要尽力避免痛苦；第二条是痛苦基本不可避免。这两条真理让医生每天都面对这种普遍存在的紧张与冲突，“尽管自然主义和科学主义如此崇拜科学的进步，但不得不承认人是一种迟早要死的存在，在死之前，必须受苦。”弗兰克尔在他的书中讨论了患者生命过程中的疾病事件是如何导致多重剥夺而产生痛苦的[132]。医生有责任采取合理措施去避免不必要的痛苦，但在慢性晚期疾病情况下的那种不可避免的痛苦又该如何处理呢？当痛苦无法避免时，它不仅必须被接受，而且可以转化为有意义的东西，转化为进步[132]。

临床中经常遇到不可避免的痛苦。医生遇到的每一位患者都在一定程度上遭受痛苦。医生在这种情况下会有无助感，特别是当他们完全依赖生物医学及临床技术解决问题时，他们可能会说出那句无望的话："我们尽力了。"也许从生物医学的角度来看，这是正确的，因为治疗方案已经达到了极限水平，但对患者而言是绝望的。然而，现象学的视角为这些患者提供了希望和资源。

第一节　痛苦改造的方向

有句话叫"痛并快乐着"，说明痛并不完全有害。日常生活告诉我们，疼痛首先是一种保护机制。当我们的手碰到火的时候，疼痛使我们的手很快会收缩回来，以避免受到进一步的伤害。疾病中的疼痛当然会造成痛苦，但是也为我们正确诊断和治疗疾病提供了非常重要的线索。疼痛使我们明确清晰地感知到本己身体的存在，痛苦的存在论危机，使"此在"意识到在世界中的存在，痛苦把"此在"带到在世存在的现场，可以这么说，"我痛故我在""我痛苦，我存在"。

临床上患者被抛入患病状态的刹那，大多数是拒绝接受，表现出不相信、不承认，要求医生反复检查和确认，怀疑医生是不是搞错了。经过一番怀着侥幸的心理实际是确认的折腾，最后是沮丧和无奈地接受现实的痛苦。对医生来说，一方面要帮助患者与疾病作斗争，从而希望解决痛苦，或者为患者带来希望，这本身就是减轻痛苦的有效手段。另一方面，可以帮助患者对痛苦加以解构与重新建构，也就说痛苦可以通过找寻其中内在意义的方式加以转换。

"没有痛苦就没有收获"这句俗话被大家了解并认可。孟子曾言："天将降大任于斯人也，必先苦其心志，劳其筋骨，饿其体肤，空乏其身，行拂乱其所为，所以动心忍性，增益其所不能。"弗兰克尔告诉我们，即使不可避免的痛苦以最糟糕的形式出现，深究其中意义你会发现，尽管人的尊严在痛苦中丧失殆尽，但仍有一种手段去获得爱、成就和美好。

痛苦可以被转换意味着痛苦可以被改造，也意味着痛苦可以被提升或美化，此时就发生了一种“变形”(transfigured)。从基督教的角度来看，“在痛苦的黑暗中的人也可以被召唤成为光明使者”。虽然痛苦有时是不可避免的，但它总是蕴藏着被改造成新的光明和生命的潜力。对患病这一事件而言，痛苦的经历是被改造了，不是患者被改造了。

在过往的众多叙述中，痛苦都与光明联系起来。正因如此，痛苦没有被排斥，而是成为一种新事物显现的机会，曾经看不见的东西变得可见。爱、人际交流、自我传递和成就好事是这种新事物显现出来的方式。此外，当痛苦被改造时，一种未被揭示的美也逐渐呈现出来。美因其完整、和谐、光明和快乐而具有存在属性[133]。感受到美的存在可能是一种痛苦转变的信号。一方面，患者可能会亲身体验到爱情和友情。另一方面，医生作为痛苦转变的旁观者，可能会在患者的体验中看到三种辉煌的美：重塑的完整、达到一种和谐以及人的尊严的提升。第三种辉煌是无形的，在许多方面是无法形容的，它是一个至高无上的“加冕”，指向生命的源泉和至高无上的“爱”。马塞尔(Gabriel Marcel)是与萨特并列的当代法国两大存在主义思想家之一，马塞尔说：“(至高无上的)生命是光明的，因为它是爱。”[134]需要说明的是，痛苦的改造超越了所有的界限，涵盖了所有的人。

2005年有一部纪录片《遁入寂静》(*Into Great Silence*)，记录了阿尔卑斯山顶上一个老修道院的生活。影片没有音乐，也没有灯光照明、布景道具以及旁白。电影只包含僧侣生活场景的声音和对一位年长的盲人僧侣的采访。令观者惊讶的是，僧人因自己的失明而表示感谢。他说：虽然我的世界失去了视力，但失明带来的其他能力的增强使我能够更清楚地看待生活，因此，我的失去变成了收获[135]。盲人僧侣的说法不是隐喻或类比，而是对痛苦转变意义的真实感受与发现。此外，观众不禁被他平和的心境和对智慧的洞察力所倾倒。在他的苦难中，展示了三个美的条件——完整的自我、和谐的生活以及心灵的启蒙。这种美是他经历痛苦转变的标志。在他失明的黑暗中，他的生活“是光明的，因为它是爱”。泰戈尔（Rabindranath Tagore）说：“玻璃杯里的水闪闪发光，但海里的水却是无底的。小的真理可以用几句话说清楚，但主要的真理只是伟大的沉默。”[136] 盲人僧侣在“大宁静”中发现了“伟大的真理”。这个真理是他痛苦的独特意义，这个意义是他痛苦转变的一种手段。通过对意义的发现，他失明的损失成为获得更大收获的途径。有些人赞成尼采的观点，认为人类痛苦是毫无意义的，我理解并尊重这种观点所蕴含的情感。但是本章的一个目的恰恰在于对这一观点的质疑。

确实有一种观点认为，生活中的任何美好事物都会因严重的痛苦而减少，痛苦没有意义。哲学家伊莲诺·斯特普（Eleonore Stump）认为，如果每个人的生活都必将遭受痛苦，那他们在出生时死亡，或者在痛苦产生之前死亡，他们的生活就会更好。的确，有时一个人所承受的痛苦会粉碎他的过去，有一些事可以粉碎一个人的头脑和身体，而被粉碎的东西可能无法恢复。然而，尽管如此痛苦和破碎，但生活仍然有可能对人有益[137]。斯特普强调，尽管生活有痛苦的环境，但生活仍有意义。如果它是有意义的，它必须具有无条件的意义，任何痛苦都不能减损它。虽然斯特普的语气比弗兰克尔更绝对和自信，但他们强调的原则和立场是一致的。也就是说，当不可避免的痛苦时刻来临时，意义也会随之来临。

斯特普写道：“面对痛苦有不止一种方式去应对，把承受痛苦的人交付给历史的长河，使之成为历史的碎片并不是尊重他们痛苦的唯一途径。”笔者也将试图证明，在不可避免的痛苦中，特别是在慢性和晚期疾病中，患者痛苦的经历可以转变为一种收获。但根据“痛苦是一种丧失的经历”这一定义，即使能够将痛苦转化为积极的价值，矛盾依然存在。这是一个超越哲学分析的“悖论”，引导我们探究痛苦、关系和生命意义的奥秘。“悖论”这一概念是犹太教和基督教中的一种提法，但它也是日常生活哲理的一种。正如没有悲伤就不能开启某种形式的快乐，那么没有快乐也没有一定限度的悲伤[138]。没有某种形式的缺席就没有存在，是缺席使存在成为可能。同样，空虚使充实成为可能，死亡使新生成为可能。

第二节 逆境成长

已有分析表明，痛苦可以促进人类的繁荣。在经历中失去一种利益，可能会得到另一种利益[139]。心理学界对经历严重创伤的患者“再成长”的探索结果也支持了这一观点。研究人员对疾病和创伤事件在某些情况下成为个人成长的跳板这件事越来越感兴趣。这种在严重疾病和创伤后发生积极变化的现象被定义为“创伤后成长”(post traumatic growth)。“创伤后成长”是由理查德·泰德斯奇(Richard Tedeschi)和劳伦斯·卡尔霍恩(Lawrence Calhoun)在20世纪90年代发现的现象，当异常严重的事件发生在某人身上后，该人表现出持续的积极变化。从那时起，“创伤后成长”就一直是让人非常感兴趣的课题。最近的研究成果表明，“创伤后成长”这一概念的证据基础是健全的[140]。

针对癌症患者的研究支持了这一理论，即严重疾病可能会促进个人的成长。最近的一项调查显示：大多数被诊断为癌症的患者反馈说，他们的生活由于疾病而发生了积极的变化，与患病的消极情绪相比，许多患者认为他们的抗癌经历更积极[141]。对前列腺癌、肝癌、结肠癌的患者的研究表明这类人群也存在创伤后的成长[142-144]。莫里斯(B. A. Morris)等对前列腺癌、结直肠癌的患者进行创伤后成长的质性研究发现[145]，患者的成长涵盖了创伤后成长评定量表(Posttraumatic Growth Inventory, PTGI)的五个领域：①认识到自己的积极品质和能力；②发现了生活中新的可能性；③进一步密切了人际关系；④对心灵深处有了更多的感触并对精神层面的事物有了更深的了解；⑤有了信仰或心灵的提升。除此之外,受试者还表现出两项正性改变,即更能够同情他人及获得更多与健康相关的益处。上述研究表明,癌症患者的创伤后成长覆盖多个领域,但各个领域的成长幅度在不同癌症患者之间存在差异,对个体癌症患者,其创伤后成长的各个领域之间提升的幅度也存在差异。

另一组研究人员将这种现象称为“逆境成长”(adversarial growth)。他们总结了关于“逆境成长”的研究和文献,认为长期以来,哲学、文学都认识到逆境后的积极变化。心理学家和其他研究人员在对慢性疾病、心脏病、乳腺癌、骨髓移植、艾滋病的患者,强奸和性攻击、军事战斗、海上灾难、飞机坠毁、龙卷风、枪击、丧亲、受伤、药物成瘾的恢复人员以及残疾儿童的父母的研究报告中描述了这些变化,逆境成长研究是一个重要的研究领域[140]。

这些发现具有临床意义,告诫医生应该“意识到在创伤和逆境之后,他们的患者可能会发生积极的变化”[146]。事实上,促进逆境成长“可以看作是一个合理的治疗目的”[147]。

人们通过痛苦可以获得成长的观点并不新奇。几个世纪以来,无数的心理学和哲学体系都探讨过这一观点。研究人员为这一现象制订了一个概念框架。在这些系统研究中,研究人员注意到积极变化的模型是“确定了新的可能性,改变了优先事项,增强了个人力量意识,并在精神上和生存上实现了成长”[148]。

另一个相似概念——“奇点”(Singularity),也是学者们经常研究的领域,这些研究揭示了与巨大痛苦相关的变化。奇点意味着当一个人无法继续他目前的道路时,他将面临人生旅程中的转折点,在这个转折点上,重大变化一定会发生。这种状态被进一步描述为绝望的时刻,一种“必须发生”的临界点,而事实上它也确实如此,其结果是一种新的、急剧重组的身份……对身份的各个方面进行了重新排序[149]。

卡乔耶诺斯(Mary Kachoyeanos)和白斯奇(Mary Jo Baisch)分析了一个案例。一位名叫查尔斯(Charles)的男子在佛罗里达州度假时发生了创伤性事件。在萨拉索塔湾跳水时,查尔斯撞到了沙洲,折断了他的第六和第七椎骨。在重症监护病房醒来时,这位活跃的年轻人被告知他的脊髓断了,他将永久瘫痪。在创伤后的最初几个月里,查尔斯严重沮丧,并有自杀想法。然而,通过朋友和护理人员的爱和鼓励,查尔斯逐渐制订了未来的目标和实现目标的时间表。在他受伤两年后,他加入了一个全国性的脊髓损伤协会,并最终担任该协会地方分会的主席。他开始到当地医院看望新受伤的类似患者。在担任主席期间,他作为残疾人参加了全国马拉松比赛。瘫痪七年后,查尔斯说道:"我今天更高兴,因为我在事故发生前,在我被困于自己的职业之前,我没有花时间享受生活,现在我参与了非常有价值的项目,这些项目是充实的,也帮助了别人。在很多方面,今天的我比事故发生前的我好多了。失去行动能力是一个毁灭性的打击和损失,然而,或许让人难以相信,在许多方面,我现在的生活要丰富得多,我也收获了很多。"

查尔斯的经历揭示了在不可避免的痛苦中找到意义带来的满足感的状态。他承认瘫痪带来了"毁灭性的损失",但他把现在自己的生活描述为"富足得多"。查尔斯的经历体现了价值观的变化,一种自我超越,他现在非常乐于助人,而不是在职业生涯中自我放弃。

弗兰克尔使用了"维度人类学"(dimensional anthropology)来说明在痛苦中找到意义的现象。他认为人类在日常生活中通常是在水平维度上移动的,其中积极的一极是成功,消极的一极是失败。然而,患者是一个能够在垂直维度上调节痛苦的人。在这样做时,痛苦转变到另一个维度,其中积极的一极是自我实现,消极的一极是绝望。查尔斯的故事是一个生动的例子,表明他将生活从世俗的失败和成功的横轴转向自我实现的纵轴。一个人即使在被水平轴归类为"失败"的情况下也能够找到意义和达到自我实现。成为截瘫患者后,查尔斯失去了他世俗的成功事业,这被归类为横轴上的失败。然而,通过他对"意义"的发现,他在垂直维度上达到了很高的满足感。用查尔斯的话来说,他的生活"现在富足得多了”。根据“维度人类学”，正如一个人可以在失败的情况下达到自我满足一样，一个人也可以在成功的情况下绝望。埃卡茨伯格(Rolf Von Eckartsberg)在哈佛大学研究哈佛毕业生的生活时指出，尽管他们取得了成功，但仍存在绝望。在20年前毕业的100名被测试者中，有很大比例的人抱怨生活存在危机。这些哈佛大学的高材生表示，尽管取得了显著的专业成就，但他们觉得自己的生活毫无意义，他们陷入了生存的真空[128]。痛苦的转变来自一个人对垂直维度的取向，在那里一个人寻求内在的满足，而不是世俗的成功。

罗伯托(Roberto)，一个42岁的冠状动脉旁路手术患者，描述了他在疾病痛苦中获益的经历：“我不会拿任何东西来换取这样的经验，不会和任何人交换。这听起来很愚蠢，但我相信这是我一生中发生的最好的事情之一。心脏病发作、血管造影和旁路手术，这些经历让我思考并获得了一套新的价值观。许多我多年来一直忽视的事情对我来说都有很大的意义。生活本身对我来说更有意义，每一天，每一次呼吸，这么多年来我一直认为理所当然的事情其实是意义重大的。”[122]罗伯托明确地将意义与他在苦难中获得的经验联系起来，他认为“生活本身对我更有意义”。

此外，内在价值的实现能够描述痛苦改造的特征。虽然从生物医学的角度来看，查尔斯和罗伯托并没有治愈，但这两个人都表现出一种新的整全性，他们生活中产生了一种新的和谐且耀眼的光芒。查尔斯用自身经历让我们信服，他的“生活现在更丰富了”，他“收获了很多”。这些反思再加上他对其他截瘫患者的关怀服务，显示出了一种光彩照人的尊严——对人类内在价值的揭示。

有人可能会反对痛苦具有积极意义，因为痛苦往往与心理上的解离有关。因此，一个人的痛苦可能导致负面甚至严重的后果[137]。关于“创伤后生长、逆境生长和奇点”的文献也都承认这一反驳。例如关于“奇点”的研究表明，虽然创伤可以作为自我重塑的催化剂，但这种重塑可以以消极或积极的方式表现出来[149]。一方面，患者也可能以消极的方式而不是以创伤后成长的方式对痛苦作出反应，痛苦可以为成长做出贡献，但不能保证一定获得成长。另一方面，对痛苦的消极反应不足以去否定对痛苦的积极反应，这种不同的反应表明了患者的“意志”所起的关键作用。

一、痛苦的意义

人类对“他们”和“自己”之间的冲突感到不安，想要找到一个出路。然而，不知何故，人类只能作为“存在于世”而存在，他永远无法摆脱“他们”的压倒性影响。因此，人类总是要经历苦难的旅程[150]。

在每一次痛苦中都有意义被发现。弗兰克尔认为所有努力中最基本的是寻找生命的意义。这些结论基于一种信念，即生命对每个人都有意义，而且生命在人停止呼吸之前绝不仅仅有字面意义。这与还原论者认为人类只不过是一台生化机器的观点大相径庭。

根据这一观点，痛苦不仅具有客观意义，而且在主观上也具有意义，是一个人在任何特定时刻的处境所特有的。因此，痛苦只能通过人的主体性来改造。经历痛苦的人可以作出个人化的反应，只有这样才能在遭受的痛苦中获益[151]。

弗兰克尔强调，就像每个问题都有正确的答案一样，每个情况只有一个意义，这就是它的真正意义[128]。一个人可以自由地寻找这个意义。这种自由不应与任意性混为一谈，而应从责任的角度来理解。弗兰克尔认为：“人有责任给一个问题找一个正确答案，找一个真正意义的正确答案。”就像“7＋7＝?”的问题，虽然人们可以以各种方式作出反应，但“14”是正确的答案。其他答案如“22”则不对，因为它们不符合客观要求。意义具有与“7＋7＝?”相似的客观性，这种客观性意味着自由需要一定程度的责任，也就是说，每个人“应该对做什么、爱谁和如何受苦负责”。此外，有必要澄清的是，辨别意义的义务与在一个人的生活世界中寻找意义的义务(甚至是寻找在生活世界中被称为“痛苦”的组成部分的义务)，这两者之间是有区别的。此外，意义本身不是目的，而是达到某种目的的手段，这种目的可以被进一步描述为情感的释放、人际关系中的交流和自我超越。

一旦发现了“意义”，一个人很可能会发现意义是格式塔的。一次整体经验与感知，以某种无法定义的方式，大于其各部分经验与感知的总和。意义的格式塔论直指“悖论”的核心，在令人痛苦的丧失中，一个人可以以某种无法定义的方式体验到整体的获益。

弗兰克尔曾经记录一位名叫西尔维娅(Sylvia)的女性患者，她因患癌症而奄奄一息，在她对自己的痛苦感到绝望的时候，不知道如何才能接受死亡的想法和现实。后来她阅读了弗兰克尔的作品，弗兰克尔的洞察力激发了西尔维娅的好奇心，这证明了他的工作不仅仅是一个抽象的理论。他在纳粹集中营的亲身经历给她留下了特别深刻的印象，让这位将要死于癌症的女士下定决心，如果她无法避免痛苦，那么就应该选择自己应对疾病的方式。

西尔维娅通过对意义的找寻与追求激发了自己的意志，也让她身边因为她的病情而同样承受了撕心裂肺痛苦的亲朋好友感受到了力量。她说:“起初这是一种‘虚张声势’，但随着时间的推移，具有意义的收获也在不断增加。”西尔维亚后来又说:“也许我唯一的壮举就是我面对这种逆境的方式。尽管我的痛苦有时是无法忍受的，但我已经实现了一种我以前从未体会过的内心平静和满足。”这位女性有尊严地死去，并因她“不屈不挠的勇气”而在她的犹太社区被铭记[128]。她的话表明，塑造自己是人类的特权，也是人类生存的一种方式。

西尔维娅在疾病终末期对痛苦进行转变的过程，是索科拉夫斯基现象学观点的生动写照:如果一个人在一场致命的疾病中控制住了自己，他是令人钦佩的，这不是因为他足智多谋，而是因为在这种痛苦和可怕的事情面前，他仍然是一个“自己”，他仍然是一个理性的人，他仍然有能力诚实面对[152]。西尔维娅作为一个理性的人，选择忍受她的痛苦，从而在她的犹太社区受到钦佩。她对意义的意志成为她实现内心平静和满足的手段，这是她从未经历过的。面对致命的疾病，西尔维娅重新定位到垂直的自我实现维度，有助于她对痛苦完成转变。

弗兰克尔将意志与意义联系起来，他认为这两种现象本质上是人类的爱和良知。一个人在寻找意义的过程中受到良心的引导。弗兰克尔说，一方面，良知是“人类发现某种状况的意义的直觉能力”[128]；另一方面，爱是吸引并鼓励另一个人的独特能力。爱和良知是自我超越的显著表现，而自我超越是另一种独特的人类能力。一个人的自我超越要么是面对另一个人的爱，走向意义，要么是两者兼而有之。

弗兰克尔提供了一个自我超越的生动例子，这个例子体现了他对另一个人的爱。他回忆自己作为囚犯被关押在纳粹集中营中：我们在黑暗中，在大石头和大水坑上，沿着营地一条路跌跌撞撞地走。随行的卫兵不停地大喊大叫，用步枪顶着我们。脚痛的人都靠在旁边人的胳膊上，几乎没人说话，当然，寒风也不让我们说话。站在我旁边的人把嘴藏在翻起来的衣领后面，突然低声说：“如果我们的妻子现在能看到我们，她们肯定希望我们在集中营过得好，她们不知道我们发生了什么。”这让我想起了我自己的妻子。当我们跌跌撞撞地走了好几英里，在冰面上滑倒，一次又一次地互相支撑，拖着彼此前进的时候，我们什么也没说，但我们都知道我们每个人都在想自己的妻子。偶尔我看着天空，那里的星星正在褪色，早晨粉红色的光开始在一片黑暗的云层后面蔓延。但我的脑海中却一直出现我妻子的形象，异常清晰。我听到她回答我，看到她的微笑和她坦率和鼓励的样子。

不管她是不是真的，她的样子比开始升起的太阳还要明亮。这时我突然产生了一种使我震惊的想法，在我的生命中，我第一次看到了真理，它被这么多诗人编成了歌，被这么多思想家宣布为最后的智慧，这就是爱。爱是人类可以追求的终极真理。然后，我顿悟了人类诗歌、思想和信仰传递的最大秘密——人是通过爱和被爱而获得救赎的。我明白，一个在这个世界上一无所有的人，在他所爱之人的思念中——不管它有多短暂——仍然可以体会到幸福。在一个完全的绝境中，当人不能以积极的行动表达自己时，当他唯一可以做的就是以正确的方式忍受他的痛苦时，人可以通过对他爱人的爱来实现满足感。在我的生命中，我第一次能够理解这句话的含义——"天使们迷失在对无限幸福的永恒思念中"[36]。

在集中营的可怕考验中，弗兰克尔认为爱是最终和最高的目标。他的故事证明了这样一个事实，即爱的释放可能是在痛苦转变中体验到的收获之一[153]。

二、意志的力量

痛苦既是挑战也是机遇，但痛苦绝不会自动引出意义和转变状态。在大多数情况下，遭受痛苦的人仍然可以自由地选择他将如何对痛苦作出反应。这些自由的选择往往决定了痛苦是否会转变为收益[154]。弗兰克尔目睹了遗嘱对四个集中营的被关押者所发挥的重要作用。

他分析道，即使睡眠缺乏、食物不足和各种精神压力等情况可能会让被关押者以某种方式行事，但归根结底，被关押者成为哪种人是他内心决定的结果，而不仅仅是集中营影响的结果。在集中营这个活生生的实验室，我们看到一些人的行为就像猪，而其他人的行为就像圣徒。人的内在有种潜能，一个人的自我实现取决于他自己的决定，而不是外在条件[36]。

弗兰克尔回忆起那些在饥饿中把最后一块面包给了别人的人。尽管这类事情数量很少，但"这些事实证明一切都可以从一个人身上夺走，但总有一件事无法夺走，那就是人类最后的自由——在任何情况下选择自己态度、自己方式的自由”[128]。

自我牺牲明确表明,爱可以通过意义的方式改变痛苦的经历。现象学家舍勒说道:牺牲的爱释放出隐藏的幸福感,以补偿不断增加的痛苦,并提高精神对痛苦之上的关注。正是“爱的快乐”“最终补偿”了“内在痛苦”[96]。

个人特定的选择决定了他在特定的环境中会做什么。弗兰克尔指出,在刺激和回应之间,有一个空间。那个空间是一个人选择回应的力量和机会,在其中人获得了成长和自由。正是因为我们人是被赋予自有意志的理性个体,所以在存在巨大痛苦的时代,可以产生爱情、成长、尊严和兄弟般的情谊等美德。当我们不再能够改变一种情况的时候,我们面临着改变自己的挑战。因此,即使是生活中最悲惨的情况,也可以被我们对苦难本身所采取的态度所改变。这种观点是充满希望的现实主义[98]。

三、情感的释放

回想一下弗兰克尔的经历,正是在巨大痛苦中,他领悟到这样一个启示:“爱是人类可以追求的最终和最高的目标”[36]。这种爱的释放发生在人们的内心活动中,它可以打开心灵,它是一种独特的情感表达[155]。

弗兰克尔认识到理论方法的局限性,他指出现象学是理解这些问题的一种方法。他的方法既不是道德主义的,也不是理智主义的,而是最广义的经验主义的。他认为现象学是在日常生活中发现意义的途径,即使是街上随便一个人也能在生活中找到意义,通过工作创造事物或做一件事,或通过体验善良、真理和美,通过体验自然和文化,或通过这个独特的人遇到另一个独特的人,换句话说,这就是爱。[128]

帕克(Clara Claiborne Park)就是这么一位“街上随便一个人”,她在不可避免的困难中遇到了“爱的礼物”。她是一位母亲,她在第四个孩子出生之前她一直为生了三个可爱的孩子而感到无比自豪[156]。她说,她希望自己的家庭比任何家庭都更加有爱,她为自己的三个聪明美丽的孩子感到骄傲,因此她对她的第四个孩子杰西(Jesse)抱有同样高的希望,但杰西最终被诊断为自闭症。她的梦想破碎了,她完美的家庭形象被自闭症带来的各种困难毁掉。帕克说,我们的生活改变了,自闭症改变了我们。当我看着杰西的朋友,尤其是同龄朋友时,我会想她不可能做到的一切,此时便更加痛苦。然而多年之后,我最深的感悟是我们本来应该尽力避免的东西却让我们与众不同,使我们变得更好。通过这些事情,我们学到了没有人愿意学习的教训。索福克勒斯(Sophocles)和莎士比亚(William Shakespeare):说“一个人是通过痛苦来成长的。”帕克写下了过去15年来认为不可能写下的话:“如果今天让我选择,是接受这段经历包括它所带来的一切,还是拒绝这苦涩的馈赠?我伸出双手拥抱前者。因为从这段经历中,我们所有人都获得了难以想象的生活,而我不会改变这个故事的最后一个字——‘爱’。”

就像弗兰克尔的故事一样,帕克的故事是爱战胜苦难的见证。帕克的反思生动描述了一个人在必须面对的痛苦中发现意义并获得成长的经历。她说,抚养一个自闭症儿童的经历,加上这段经历的所有牺牲和痛苦,“使我们变得更好”,她学会了“一个人是通过痛苦成长的”。虽然她的痛苦没有被消除,但帕克的经历因意义而被戏剧性地改变了,她把经历本身看作是一种礼物。她的故事证明,面对痛苦时,丰沛的爱既是意义的源泉,也是意义的目的。她也告诉我们,这份爱的觉醒取决于我们对意义的垂直维度的开放和接受[151]。

历史上诸多伟大的思想家也肯定了这一观点。奥古斯丁(Augustine)写道:“当我们缺乏我们所爱的东西时,我们会更能感受到爱并爱得更加理智。”运用弗兰克尔的理论分析,我们发现帕克的前一段爱位于成功和失败的横向维度上,而她的后一段爱则在垂直维度上重新定向,让她真正达到自我实现。当她面对“完美家庭”的图画被粉碎时,帕克变得更加实际,更“理智”,最终获得“真爱”。

阿奎那在他的评论中肯定了这些观察结果,他进一步描述了内心悲伤、矛盾如何成为快乐的原因:“从某种意义上说,在缺少某样东西的悲伤中,一个人更渴望寻找令人愉悦的东西,一个口渴的人更渴望得到甘露以解渴,以此作为他所遭受的痛苦的补偿。”[157] 除了缺乏健康之外,我们还看到了疾病带来的痛苦如何导致许多其他困境或者利益的损失。在应对这些损失时,受害者可能通过寻求更多的“美好”来弥补。在慢性和终末期疾病的情况下,健康无法完全恢复,然而,将这种对美好生活的渴望重新定位到垂直维度,可能会转变为对内在满足的自我实现的更多渴望。这就是“快乐来自发现痛苦的意义”的过程。

一起承受痛苦的人在交流和聚会的时候也可以看到爱的释放。虽然每个人的个人经历的痛苦都有独特的个人意义,但有的时候也会出现大家在爱中的交流。

痛苦的世界拥有自己的凝聚力。遭受痛苦的人通过类比他们的处境、审判他们的命运,或通过他们需要被理解和照顾,或者最重要的是通过痛苦的意义这一持续的问题,彼此变得相似。这有时会让他们交流和团结起来,表达出生动的爱。

四、自我的超越

舍勒认为,苦难是人在一定意义上“注定”要超越的领域之一,并以一种神秘的方式出场。《伊凡·伊里奇之死》说明了苦难如何促使个人走向自我超越。小说的主人公伊凡是一个 60 岁左右的人,他突然意识到他将在几天内死去,他意识到他过往的生命实际上是毫无意义的。但最终伊凡超越了自我,在他死前的最后时刻,他的生命充满了无限的意义。伊凡把空虚的生活浸入海洋,“把它投入到最深的充实中”。

舍勒认为，人超越自身和一切生命的意念构成了他的本质。人是一个超越自身生命和所有生命的东西。他的本质其实就是这种超越的运动，这种超越自身的精神行为[158]。

弗兰克尔的描述与舍勒的描述交相辉映。弗兰克尔说："自我超越是人存在的本质。"在谈到个人自我超越时，一定是与他人产生关联的，是在跨主体（trans-subjective）范畴的预设下进行的[159]。事实上，意义本身具有超越性，因为它是"他者"的东西。意义是自我的表达，更是自我的投射。当人们找寻意义时，他们超越了自己，这是被发现而不是被发明的东西。

人格主义现象学家塞弗特（Josef Seifert）将情感支撑与自我超越的体验联系起来。他说，在情感支撑中，我们通过自由的承认他人内在的珍贵、尊严和价值，完成了对自己的超越。塞弗特指出，自我超越可以在不同的情况下实现，如在艺术或音乐作品的美妙体验中，或在尊重和爱中，一个人感觉到另一个人独特的尊严[160]。但不管哪种情况，经历自我超越的人都与"为自己"这一现实有关，因为他们有自己的客观意义，这反过来往往会带来一个人内心世界的幸福。

"霍伊特组合"（Team Hoyt）是塞弗特观点的有力证明。主人公里克·霍伊特（Rick Hoyt）出生时患有脑瘫，许多医生认为这个病例无法救治。医疗小组多次建议他的父母将他们的孩子送到照料机构，但里克的父母拒绝了。霍伊特一家承受了很多痛苦。然而，1977 年，里克从一本杂志上的一篇关于赛车的文章中得到了启发，开始参加运动比赛。在他第一次参加比赛后，他的父亲迪克·霍伊特（Dick Hoyt）推着里克的轮椅，里克说："爸爸，当我跑步的时候，我感觉我不是残疾人。"截至 2008 年 2 月，里克参加了 958 项耐力项目，包括 65 次马拉松和 6 次铁人三项全能。在铁人三项全能比赛中，迪克推着里克进行足球赛，里克游泳，迪克坐在船上用一根绳子拉着他，而铁人三项全能中的骑车，里克骑在一辆经过特别设计的自行车上。这父子二人被亲切地称为"霍伊特组合”。“是的，你可以”是他们的标志性格言，他们通过对痛苦的转变这一生动的例子激励了数百万人[161]。“霍伊特组合”最引人注意的是父亲的自我超越，他对儿子的无私奉献唤醒了许多人对内在尊严的认知[162]。

另一个深刻的自我超越的例子是赫尔（John Hull），他在缓慢失明的回忆录中，记录了他的“投降”，不是向痛苦投降，而是向美妙的音乐投降。赫尔详细地记录了他对失明的强烈厌恶和当失明最终降临时他的巨大痛苦。随后，当他开始发现痛苦的意义时，他像聆听圣乐一样产生了深刻的体验：“一种想法一直萦绕在我的脑海，有没有一种可能，失明是一种黑暗的、矛盾的礼物？它是不是为我提供了一种干净和经济的生活方式？如果失明是一种礼物，那么我并不希望任何人都拥有，但是我的脑海里都充满了美妙的音乐，我对自己说，‘我接受这份礼物’。”[163]

就像帕克，如果可以选择，她仍然会伸出双手接受痛苦，赫尔也说，他接受了失明这个礼物。重要的是去体验“超越”，而不是能否“超越”。用马塞尔的话说，“超越”这个词不仅没有超越体验的意思，相反，必须存在一种超越者体验的可能性，否则这个词就没有任何意义[164]。

像伊凡、“霍伊特组合”、赫尔这样的例子表明，通过对超越的体验，可以在一个人的生活中发现新的价值，这些个人体验与抽象的痛苦相比，具有更大的意义。对那些受痛苦折磨的人来说，他们不仅影响着自己，也有影响他人的力量。

所以，我们发现，在种种情况下，通过找寻意义，个人的痛苦被转化为一种情感的表达。这种情感以各种方式呈现出来，包括真实的交流、人的尊严和自我超越。我们也见证了一种特殊的美，在这些亲历痛苦的人身上显露出来的正直、和谐和荣耀。每个人都在不同程度上发现了他们的痛苦经历中的新的意义。这是由他们的找寻意义的本能意志所引发的，进入意义这个层次，你就会发现痛苦的“为什么”，其实就是为了进入了爱、共融和自我超越的境地。只有通过这样的策略，才能将患者对痛苦的体验转化为一种收获。

总之,医学经常遇到无法避免的痛苦。医生遇到的每一位患者都在某种程度上受苦。当然,痛苦是应该用一切合理的手段和方式来消除的,疾病中的痛苦当然也应当尽可能地避免。但当痛苦无法避免时,它不仅必须被接受,而且可以被改造成为有意义的东西,转化为成就与收获[128]。弗兰克尔说,即使是那些巨大的痛苦也有意义,这个意义就是每个人独特的自我实现,这个意义是一种获得的手段,可以获得情感,自我超越,成就美好,维护尊严等。因此笔者认为,痛苦可以通过找寻意义的方式加以改造。

多重可信的事实证据都证明存在着严重疾病和创伤后的积极变化现象,这被定义为创伤后生长、对抗性生长和量变[140]。此外,西尔维娅、罗伯托、“霍伊特组合”、赫尔等例子都表明,通过对痛苦的意义的体验,一个人可以在生活中发现新的收获。

在大多数情况下,遭受痛苦的人仍然可以自由地选择他将如何对痛苦作出反应。这些自由选择往往决定了痛苦是否会转变为收获[154]。考虑到我们作为理性个体被赋予的自由意志,有证据表明,在存在巨大痛苦的时代,可以产生诸如爱、成长、尊严和兄弟般的情谊等收获。当我们不能改变一件事情时,我们就面临着改变自己的挑战。因此,即使是人生中最悲惨凄凉的环境,也可以通过我们对痛苦本身所采取的态度来改变。

第六章

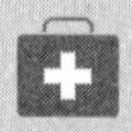

现象学视域下痛苦对医学人文关系的影响

第一节　医学人文关系可以减轻痛苦

痛苦不能独自凭空得到缓解。人际关系，尤其是医学人文关系，可以是减轻患者痛苦的一种手段，可以帮助一个人在痛苦中找到意义。

《塔木德》描述的一个故事说明了人际关系在减轻痛苦中的重要作用。阿巴胡(Abbahu)病了，约哈南(Johanan)去看望他，约哈南问阿巴胡："你痛苦的厉害吗?"阿巴说："简直太难受了。"约哈南接着说："伸出你的手。"约哈南把生病的阿巴从沙发上扶了起来。后来，约哈南自己生病了，阿巴胡前来探望拜访，他把约哈南从沙发上扶起来。阿巴胡问约哈南："你不能自己起来吗?"约哈南回答："囚犯不能独自从囚笼中挣脱出来[165]。"这个故事说明，当一个人生病时，另一个人的存在对减轻这个人痛苦是必不可少的。医生通常就是那些出现在因患有疾病而饱受折磨的人面前的"另一个人"。

耶鲁大学医学理论与实践教授沃辛顿(Worthington)在其 1849 年出版的书中说，医生会看到处于毫无防备状态的患者，这些患者正承受着各种痛苦和考验。他(医生)会看见许多在世人面前闪闪发光的人，在病房里变成了一个可怜虫，他也看见有人在苦难面前依然闪烁生辉，他看到了人类情感的各种形式……种种思想和感情常常在不知不觉中向他显露出来。对他来说，这些思想和情感的产生方式几乎是公开的、赤裸裸的[166]。

西格勒写道："医学人文关系的本质是患者和医生之间的深层信任的交换。"[167]佩里格里诺进一步指出，虽然朋友、家人甚至心理学家提供了一种治疗性的关系，但他们仅能在情感上发挥一定限度的作用。然而，医生在照顾患者方面发挥了具体作用，正是这种对"具体作用"的需求造就了我们对医生的需要。只有医生才能解开患者对疾病的主观体验及其与身体功能之间的联系。我不否认其他人在治疗中的作用，但医生确实是最接近使患者身体恢复完整功能的人，或者在不能恢复完整功能的情况下，医生能够帮助患者在病情现实和个人渴望之间取得新的平衡[168]。

正是医学人文中的特殊关系，使医学实践有别于单纯的生物医学。这也是为什么图姆斯强调医生应该将注意力"集中在一个生病的人的经验上，而不仅仅是疾病发展本身"的另一个原因[10]。

在医学人文关系中，医生认清患者带着什么想法来治疗是很重要的。图姆斯认为患者是一个痛苦的人，他来到医生那里寻求帮助，以恢复以前的幸福状态，或者至少是一个比生病好上一点的状态。佩里格里诺则进一步指出，患者找医生治疗是为了一个具体的目的，想要获得治愈、恢复并变得完整，即在他的身体或情感体验中去除一些有害因素（不适）。这种不适被患者理解为疾病，它扭曲了患者习以为常的满意的生活水平[169]。此外，患者寻找医生，是为了与医生交流他的"不适"（disease），希望在他的疾病体验中找到意义。因此，根据佩里格里诺的说法，患者是一个状态异常的人，是一个受伤、脆弱、需要帮助和遭受特殊痛苦的人，这种痛苦的状态必须在与他人真挚的治疗关系中才能得到充分的改善。患者从来都不仅仅想寻求对症状的科学解释，他们更想寻求某种理解方式，并帮助他们整合、缓解个人对身体的不适体验。这些现实需求构成了医生和患者之间的医学人文关系。佩里格里诺认为，真正的治疗必须建立在对这个人的疾病体验的真实感知上。用胡塞尔的话来说，医生的意识，或称为“生活世界”，应该扩展到包括患者的独特体验上[47]。

第二节 隔阂的必然性

医生和患者之间存在隔阂，两者之间的谈话往往会相错，聊不到一起。虽然重要的信息可以在治疗过程中得到分享，但患者的谈话在结构上似乎与语境脱节，其交流意图被搁置或是被局限于特定方向。即使是那些医德高尚的医生，与身体、计算机和图表的交流也远远超过了与作为实际的一个人的患者交流。患者对疾病经历的叙述对医生有重要意义，但这意义仅仅是作为患者出问题或不适的身体部分的指南针[10]。

图姆斯详细阐述了这种医患交流的目的被误读的后果，患者与医生交谈不仅是为了提供受伤、疼痛的位置指标，更是为了表达自己。因此，医生用临床诊断性的科学解释来代替这种谈话的做法绝不仅是医生用自己不同的方式来描述患者叙述过的疾病经历，而是邀请甚至鼓励患者适应医生的解释，以医生的方式看待自己的疾病，忽视或压制对这些痛苦的体验，更是用科学解释来代替这些体验。

医患交流的目的被误读，这也促使患者对自己生命体验产生误解。患者开始将他的身体想象成一个用于临床诊断和治疗的客观科学物体，用医生的诊断态度取代他的真实体验。因为医生认为生物医学观点是正确的，那么他们在临床上必然告诉患者，其对自身疾病、体验的看法是不正确的。

在上文中，根据胡塞尔的论述，可以发现患者的生活世界和医生的生物学或自然主义态度解释之间的区别。米施勒（Elliott Mishler）对医患之间的医学交谈进行了分析，他认为医患之间对疾病理解的框架的差异和竞争性往往是医学会谈中的话语特征。在米施勒的研究中提出了两种声音：一种是医学的声音，它代表的是医学的生物科学假设；另一种是生活世界的声音，它代表了日常生活的寻常态度。医生所选取的病史反映了医学的声音，而患者的临床叙述反映了生活世界的声音[170]。

米施勒的研究表明，在当前标准的医学会谈中，医学的声音占主导地位，因为医生掌控着会谈的形式和内容，掌握着会谈的主导权。当患者的生活世界的声音周期性地露出苗头时，医生就会迅速重新引入医学的声音，使患者重新关注与生物医学模型相一致的客观症状。米施勒的研究还表明，医生通常认为生活世界的声音与医学无关，因此，会在会谈中迅速压制这种声音[170]。另外有一项研究发现，在患者开始说话 18 秒后医生就会打断患者，患者陈述的时间仅占就诊时间的 23%[171]。

第三节　医患之间情感的萎缩

完全依赖生物医学模式以及由“医学的声音”主导，会导致医学人文关系的“情感萎缩”。希尔德勃兰特（Dietrich von Hildebrand）认为医学上的“理智过度”（hypertrophy of the intellect）有时会导致情感萎缩。希尔德勃兰特将理智过度比喻为“被囚禁在一个科学研究的魔咒中”，在他们眼中，体验首先被认为是“答案的载体”[153]。如果每一个独特的体验都仅仅成为“答案的载体”，那么医生就无法终止或是暂时停止理智分析的态度，分析体验中潜藏的关于疾病的生物医学答案。这样医生在诊疗中就会失去真实的情感反应，如喜悦、悲伤、爱或是热情。

生物医学模式为医生提供了必要的批判性思维技能，这是毫无疑问的。然而，当医生开始根据科学观点对患者经历的每一个方面进行生物医学模式的思维处理时，情感萎缩就可能会出现。将患者称为“某一特定疾病的有趣病例”，而不是称其姓名，可能是这种理智过度的明显迹象。希尔德勃兰特评论到：“那些理智过度的医生会落入一种思维的窠臼，在这种思维中，每一个给定的对象都立即成为科学研究的主题，他们无法理解对象需要情感的有效回应或主动对医疗进行干预。”

希尔德勃兰特说，理智过度不仅对情感是致命的，而且还使医生忽视了对患者的全面了解。这种做法使医生无法真正将患者作为一个受苦受难的人的真实生活进行关怀。当医生对患者的观察以自然主义的科学思维占据主导地位时，患者其他活生生的体验就不再被尊重——即便是原本应该被高度重视的体验。

希尔德勃兰特指出了另一种医生对患者的情感萎缩，他称之为实用效率主义（hypertrophy of pragmatic efficiency）。这是一种功利主义的做法，这种做法认为，每一次情感体验都是多余的和浪费时间的。希尔德勃兰特指出：“陷入这一功利做法的医生忽视了对受苦者的同情，他们认为，‘同情是毫无用处的。如果什么也做不到，也不要把你的时间浪费在同情上’。”“实用效率主义过度”的医生会被最实用的东西所吸引，同情、关心和人际交往被他们认为是完全无用和浪费时间的。

同样，医学实践的各种外部压力也会进一步加剧“实用效率主义”。例如政府的管理方式、医保报销、大量的案牍工作等等都在促使医生在医学实践中主要采取这种功利主义的方法。

情感萎缩即同情心疲劳。同情心疲劳的相关研究大多集中在国外的医疗体系或者是助人行业。国内对同情心疲劳的研究大多是调查研究我国医护人员同情心疲劳的现状，聚焦我国医护人员同情心疲劳的现状及其对医学人文关系的影响，进一步扩大了国内同情心疲劳的研究范围。国内研究的大部分受试群体为护士，有研究选取医护人员（医生和护士）作为研究对象，试图丰富同情心疲劳的研究群体，使研究对象更为全面。以期进一步从理论上解释医护人员同情心疲劳与医学人文关系间的影响机制。

通过对国内外文献的分析，发现之前的研究多聚焦于医生工作投入与医学人文关系两者之间的关系，在医生同情心疲劳、工作投入与医学人文关系三者之间缺少相关的研究论证。研究从三者之间的关系角度加以分析研究，并进一步探讨工作投入在同情心疲劳与医学人文关系中起到的作用。研究的最大创新之处在于在三者之间关系研究的基础上，制订相应的团体心理干预方案，对医学人文关系紧张的医护人员进行团体心理干预。

医护人员是白衣天使，是健康的守护神，他们为了患者默默无闻地奉献着，有时甚至是牺牲自己的身体健康去满足患者的需求。如今，医疗资源分配不均以及频繁出现暴力伤医事件，本身就高强度工作的医护人员感觉到恐慌，甚至影响了心理健康。医护人员良好的心理状态能够影响医学人文关系，因此医院管理部门需把医护人员心理健康问题提上日程。医护人员除了救死扶伤的角色外，他们还有个更为重要的角色就是他们自己。每个个体的精力都是有限的，医护人员作为助人者更需要及时自我充电，提升心理健康水平。从医护人员角度出发，采取团体心理干预的形式，有助于医护人员之间互相学习。

患者的信任水平、遵循医嘱的程度以及患者对治疗结果的满意程度受医护人员的情感投入水平的影响，这些影响因素对医患之间建立良好的关系具有重要的作用。控制欲强的、重视治疗结果的、可靠性差的以及不顾患者情感的医生，会引发患者的强烈不满情绪。所以，建立良好的医学人文关系还需要医护人员通过自身努力使态度和行为发生转变与完善。

第四节　痛苦对医学人文关系的启示

在医学人文关系中现象学的人格化视角可以作为催化剂，既可以减轻痛苦，也可以帮助患者发现痛苦中的意义。现象学视角并不排斥生物医学模式，而是扩大了医生的生活世界，使医生能够关注患者在疾病中经历痛苦的独特经历，并缓解其痛苦。医学人文关系的现象学人格化意味着患者个体不服从社会目标、科学目标或其他不是其自身选择的目标。笔者并非提倡要将现象学人格主义的观点全数用在医学实践中，而是希望为一个尚未充分探讨的话题提出阐发性的见解。塞弗特宣称："如果不能从具体的个人维度出发，就永远无法正确理解健康的还原主义。"[96]塞弗特阐述了四个观点以表明为什么在说到人类健康时，还原主义需要现象学人格视角的介入：①人类健康的所有有关"前生物"的事物因素(即某些也会存在于非生命物体之中的健康特征)，当它们作为人的健康的一部分时，就会获得全新的特征和意义。②所有有关健康的特定的生物学因素，这些因素均取决于生命的基本数据(在植物和动物中也发现的这些生物学因素)，当这些因素存在于人类中时，它们获得了全新的个性化意义和新的特征。③健康有许多独特的个人因素，这些因素根本不存在于植物和动物中。④个人健康虽然构成人类的基本利益，但既不构成人类生活中的最高价值，也不可能在没有更高的道德和社会价值的情况下充分实现。患者是一个有思想的人，对医学实践的开始和结束起着决定性的作用。想将人格化视角纳入其治疗体系中的医生，第一项任务是让自己对患者有先于生物医学的认识。有人格化视角的医生会首先关注到患者真实的患病体验，并在治疗过程中引入主观性因素，而以往这种主观性因素是被排除在医学模式之外的。

胡塞尔区分自然主义和人格主义两种态度的观点就是理解医学中现象学人格化的指南。自然主义态度是指通过自然科学去考察世界及其中事物间的因果关系的一种倾向。这种态度是抽象和非自然的，因为它认为人类的科学和物理层次与灵魂和精神隔绝。因此，自然主义的观点也排除了诸如主体间性、意志和在苦难中发现意义等活生生的现实。

相比之下，现象学人格化的观点则包括了"我"(某个人类个体的思想)及其与其他“我”的联系。现象学家萨维奇(Marianne Sawicki)写道:“矛盾的是,人格主义态度反而更‘自然’,因为它将人类主体视为社会世界的一员。”即使是一名科学家,为了进行自然科学调查而采取自然主义的取向,他也是以人的身份在做这件事情的。因此,即使采取的是自然主义态度,但是人格主义态度也是其前提条件。

一、“二次被抛”

萨特认为,人的存在没有原初的意义,因为人被抛到这个世界的时候没有任何预设的意义,我们在这个世界上遭遇到的任何意义都必须由我们自己来建构。我们每个人都是“被抛入”这个世界、“被抛入”他人之中的。当我们发现在未经自己同意的情况下,被放进自己无法选择的存在时,寂寞无助的感觉是可以理解的情绪反应。而一个人患上疾病则可以被认为是“第二次的被抛入”(简称“二次被抛”),也就是说,人类的患病是非自愿的、突发的、意料不到的一个生活事件。患者发现患病后就会进入到一种无法选择、只能被动接受的存在状态,这种“二次被抛”会让患者产生焦虑、抑郁、无助等情绪反应,更会加剧自我对躯体的疏远感和客观化趋势,患者只能面对患病后自己的生活进入到不同以往的状态这一现实,其内在、外在的时空感都会发生变化。医护人员如果可以注意到这种“二次被抛”,进而关注并理解这种被抛入的患者内心世界所产生的种种情绪和对自我身体的反应,就能够为患者生病体验提供非常宝贵的指导。理解患者生活体验的重要性不应该被低估。假如医生不考虑病情对患者意味着什么,治疗取得成功的可能性微乎其微。

一位外侧肌萎缩硬化症患者曾写下这样的就医体验:“在一家诊断和技术都堪称一流的医疗中心,神经科医生严格诊断并熟悉地获得了一个无可辩驳的诊断结果。但我的失望源自他那不受个人情感影响的方式。他没有指导我应该做什么,具体地讲,在日常生活中应如何做或者从心理学上来说，什么是更重要的，以便让我鼓起勇气去面对一个进行性退化疾病。我的医生提供给我的唯一的东西是一本小册子，它陈列了可怕的细节，那是我早已烂熟于心的东西……”

患者的主观体验常常被当成不可靠的“软性数据”遭到轻视。一位从医三十年、从事医疗管理工作十多年的医学专家认为：“现在医疗行业最缺少的既不是先进的医疗设备，也不是高超的医疗技术和优秀人才，而是人性化服务。”这种缺失归纳为一点，就是医疗服务中人文精神的缺失。

科技的发展，大量医疗设备的广泛介入与使用，现代医学对整体人的忽视，对病患意义的浅层理解，导致医学实践的纯科学化。患者的主观体验常常被当成不可靠的软性数据遭到轻视，而实验室检查等硬性的、客观量化指标则受到偏爱，于是就出现了看片会诊、看检查报告会诊等现象。这种“见物不见人，治病不治心”的医疗服务过分强调技术化，把患者当作疾病的载体、医疗技术实施的对象。患者的心理需求、情感需求遭到漠视，医生对患者的体验毫不关心，只重视手术、施药等生物医学式的治疗，不重视医患沟通。医生不愿意抽出时间接待患者和家属，不能详细地告知患者治疗方案及其目的、可能的医疗风险，对患者的疑问不是给予耐心解答，而是简单敷衍。一旦发生风险、并发症，即使是目前医学不可避免的并发症，患方也常常因为不能理解而与院方无休止地争论，甚至发生暴力冲突。

2001 年，中华医院管理学会的调查显示，在被调查的 326 所医疗机构中，有 321 所医院存在医疗纠纷的问题，发生率为 98.5%，而经鉴定构成医疗事故的比例同期并未上升。北京医师协会对 71 家二级以上大中型医院医疗纠纷的调查结果也显示，真正构成医疗事故和差错的仅占 1%，医疗纠纷中 98%以上可能为误解。

不理解患者的疾病体验，治疗取得成功的可能微乎其微。疾病是患者的生活体验，也可以说是患者的不适体验。在医院就医，患者渴求的不仅仅是生理治疗，更多的是希望获得心理安慰等人文关怀。然而，在现实医疗服务中，医务人员提供的服务与患者就医需求之间却存在着较大差距。教师韩女士认为："疾病不仅是生理上的问题，也包括社会问题、心理问题等。我觉得现在人们对疾病的理解、身体不适的感觉很大程度上都是心理因素造成的。"工程师孙先生认为："治疗过程应该包含人文关怀，因为患者都渴望跟医生多交流一下自己的病情，希望得到更多的关心。人在生病的时候本来就很脆弱。"

二、现象学人格化视角

人格主义的共同之处是：认为人的自我、人格是首要的存在，整个世界都因与人相关而获得意义；人格是具有自我创造和自我控制力量的自由意志；人的认识是由人格内在地决定的，认识只能凭借直觉，不能凭借概念和推理。将现象学人格化视角纳入实践中的医生是从"内部"而不是"外部"看待患者。医生努力把患者作为一个完全独特的实体存在的人。

现象学使医生认识到患者独特且不可重复的生活世界。用舍勒的话来说，每个患者的世界都包含着一个终极特质，一个原始特质，只属于这个人而不属于其他人。每个患者的世界都必然存在其自我的个性，每个都有不同的内容。

因此，一个拥有现象学人格化视角的医生会倾听患者的意见，以确定"他生活的个人中心"。因为患者不是物体，而是某个人。如果将患者视作某个人，那么作为人的患者就会有一个独特的"我"，这个"我"是离不开他全部的生活体验的，其中也包括他在疾病中的痛苦经历。这个"我"是患者的内在，这个"我"受自身驱使去行动。患者的体内有一个可自由决定自己行动、又会经历疾病的主体。

践行现象学人格化视角的医生会把他的患者视为疾病的主体，这使患者不会沦为一个纯粹的需要被治疗的物体。而如果将患者视作需要被治疗的物体，医生就会仅专注患者的疾病，以至于他只听到自己心中“医学的声音”，只知道以自己为行动中心。医生对患者“生命世界的声音”的关注才能使患者成为医疗过程的共同主体，而非物体。

通过将患者作为医疗过程的共同主体，而不是作为一个物体，医生可以阻止患者出现对生物医学观点的错误顺从。这种顺从是指对公认习俗的遵从，但采用的是一种被动肤浅的形式，是没有信念、认同感和参与感的顺从。顺从主义意味着一种遵守公认习俗的倾向，但以被动的、表面的方式，没有信念或没有真正地参与。由于患者在患病期间身体虚弱，他很容易就出现这种顺从行为，被动地接受医疗团队的生物医学观点。可怕的是，患者的被动会造成恶性循环，使之进一步听任和盲从医生的观点，这会导致患者成为医疗过程的被动主体，而不是真正有个人行为能力并能对自身负责的人。即使这种顺从不会对患者主体性进行彻底的否认或限制，但也必定会严重损害患者的自我超越和自我决定的能力。

顺从会阻止人对精神意义的追求，这种意义在不可避免的痛苦时刻至关重要。顺从会阻碍患者获得一些精神体验，如自我超越，释放情感以及在痛苦中产生的领悟等。然而，当医生认同并鼓励患者的主观意志时，患者可能会大胆地行使他的自由权利和表达自己的意志。当医生意识到患者的主观意志时，当医生在对患者身体进行治疗的过程中，同时将患者视作一个有意识的人来看待和照料时，患者会获得一种全新的体验——患者能按照自己的想法自由行动、有主观意志，并自主行动。相反，若医生只将患者视为一个客观的身体存在，陷入二元论并认为患者身体与患者作为一个“人”是分开时，患者很容易受医生影响。

沃伊蒂瓦(Karol Wojtyla)认为患者作为“疾病主体”必须保持其完整性。这种完整性意味着抵制治疗疾病过程中所固有的非人格化风险。从沃伊蒂瓦的话可以进一步推论出他的意思：拥有自我是一个人康复的必要非充分条件[119]。

第五节 人格思维与临床叙事

正如胡塞尔将“自然主义态度”和“人格主义态度”区分开来一样，我们也应该将基于生物医学模式的医学病史形式和“临床叙事”（the clinical narrative）区分开来。临床叙事的重要性使医学的目的不再只关注救死扶伤，而是聚焦于关注患者的痛苦。关注患者的痛苦变成医学人文关系的核心问题。临床叙事是邀请患者共同参与治疗的过程，在临床实践中强调医生要倾听患者的故事，帮助患者建立一个关于自己疾病的叙事。在这个过程中，医生和患者都是具有主体性和意向性的存在。在这种主体间的互动中，医生可以了解到患者的被抛状态，得到对缓解患者痛苦有益的线索；患者也可以解构或者重新建构疾病对自己的意义。这是一种重要的医患沟通模式。这种医学人文关系模式将对象性医学人文关系变为现象学医学人文关系，使医生能够考虑到每位病患世界的独特性，有效地改进了医学人文关系。医生的声音和患者声音能够达到和谐共振，从而平衡医患双方的权利。

临床实践中，当我们询问患者病史的时候，患者往往会非常“啰唆”地从生活的细节一点一点讲起，而绝大多数医生会打断患者的陈述，只问认为对疾病有用的问题。医生采集病史的时间越来越短，甚至患者还没有见到，病史就已经写好了。所谓信息化的电子病历，为懒惰和拷贝创造了方便的条件，大量的雷同病例根本无法反映患者的真实情况。由于懒惰和拷贝，出现了许多诸如男性患者也会有月经史的荒唐事情。这些都增加了患者对医生责任感的质疑，也无疑会增加患者担心与痛苦。当治疗结果不理想的时候，患者愤怒的情绪会造成对医者的伤害。

自然主义思维，是一种针对“客观”世界的态度。相比之下，“人格思维”侧重于疾病体验对个人的意义。充分关注患者的疾病经历，就说明医生采取了“人格思维”。采取人格思维的人，其注意力更多关注于个人及其对世界的行为，关注于个人所意识到的一切事物的存在方式，也关注于后者在对个人意识所具有的特殊感觉。从这个意义上讲，人格思维关注的问题不是实际存在的物质世界，而是对个人有意义的特定世界，即在个人看来具有特定性质的世界，而是作为人的患者如何在行动和激情中表现自己，被激励去做特定的个人行为，如感知、记忆、思考、评估、制订计划、害怕、自卫和攻击等，是驱使人们行动的东西——包括他们意识到的东西，以及意识对象，在他们意识中存在的方式、对他们是有效的还是无效的。

在临床治疗中采取人格思维的医生能很好地洞悉患者的生活体验，整合患者“生活世界的声音”可以让医生通过患者的体验（特别是患者的各种艰难的体验）来理解患者的疾病。

临床叙事可将疾病精准地置于患者独特的生活和对患者的特定意义中，临床叙事揭示了疾病对患者的意义，这恰恰可能与基于生物医学模型的医学病史形式相反。因此，临床叙事还可以成为了解什么是疾病，以及患上疾病的个人所受痛苦的意义的丰富来源之一。临床叙事不同于医学病史形式，是因为医学病史即使其包括家族史和个人史，也是根据生物医学范式进行解释的。布坎南（J. H. Buchanan）说，一个研究通过用 16 种疾病作为例子来强调两者的区别，这 16 种疾病都有医学诊断和治疗方法，但同时也让患上疾病的个人在生活中遭受痛苦。在说出患者有关疾病的叙述之前，研究人员给了我们这 16 种疾病的教科书定义，然后我们再听患者说的内容。我们可从结果中明显发现，教科书的定义很少涵盖患者的患病经历和伴随的痛苦体验[174]。

如前所述，痛苦发生在个人的反思层面——痛苦是完整的人而非仅仅是其身体所经历的。因此痛苦与患者赋予痛苦的意义密切相关。如果想减轻痛苦，就要对这些赋予的意义进行准确的调节。而临床叙事、现象学、人格思维都可能揭示关于这些意义的重要信息。这些意义决定了患者理解疾病的方式，而且在很大程度上这种意义决定了疾病是否使人感到痛苦[43]109。

如何搞清楚这种意义呢？一个非常简单有效的方法是，医生向患者提问："你觉得这种经历是什么样子的?"图姆斯指出，在患上多发性硬化症的17年中，她从未被问到过患有多发性硬化症或与之带来的相关残疾是什么感觉。此外，没有神经科医生问过她是否害怕，或者她是否担忧未来。然而，对未来的担忧必然是慢性病的组成部分，因为慢性病没有可预见的终点。事实上，这种担忧可能是慢性疾病造成痛苦的最大原因之一[10]106。

一个瘫痪患者对自己患病经历的思考印证了图姆斯的阐述，他写道："从来没有人问过我，当一个截瘫(现在已成为四肢瘫痪)的患者是什么感觉，因为这会违反中产阶级礼仪。"礼貌的举止可以使我们免受大多数这样的侵扰，但值得注意的是，医生也很少问这样的问题。他们喜欢通过现代技术或传统的检查方法所得到的客观事实。这些检查据说可提供良好的、客观的神经损伤指标，但是，它们把体验简化为黑白分明的区分，忽视了总是伴随着残疾的广泛的意识和情感改变[10]106。

这位患者进一步评论道，一些医务人员如此热衷于这些客观的测量，以至于他们认为截瘫患者如果"没有褥疮，并且大小便没问题，就已经做得很好了。"

医生只需暂时停止对疾病的自然主义和生物医学的解释，就能加深对患者疾病体验的理解。这绝不意味着医生应该放弃他对疾病作为一种疾病状态的理解，而是执行一种"暂时的'意识转变'，从纯粹的'自然主义'理解患者的疾病，到患者的生活世界中的疾病。"这样的"转变"能使医生更全面地了解患者的疾病。这样医生不仅可以洞察人类的患病体验，还可以更有效地解决患者的痛苦[10]98。

第六节 同情与关怀

现象学人格化视角能影响患者的医疗质量。当疾病仅用生物医学范式来定义时，临床治疗的目标主要是诊断和治疗。当然我们不否认诊断和治疗的重要性。然而，当一个人面临慢性或晚期疾病时，这个着眼点几乎没有什么太大意义，因为所谓的“治愈”是无法实现的[81]。治愈患者不应该是临床治疗的唯一终点，如果减轻痛苦也是医学的主要目标，那么对患者的照护（care）就变得至关重要。大多数寻求医生帮助的患者都患有无法治愈的疾病[165]。麦克温尼（Ian McWhinney）医生指出，不符合常规分类的疾病至少占一般发病人群的一半。例如，只有21%的腹痛患者能在3个月后得到明确的诊断。这是在生物医学框架内无法解释的常见患者经历。在癌症、慢性病和老龄化问题日益严重的今天，医生的关怀和疗愈功能再次成为焦点，特别是在患者得了不治之症的情况下，医学艺术方面的质变可能会对患者产生深远的影响[175]。

鉴于目前慢性疾病的流行，医生对患者的关怀日益重要。在老龄化社会中，慢性疾病是最常见的疼痛、苦难和死亡的原因，亦是一个不可逆的状态。不管做什么生物医学上的努力，慢性疾病终将随着时间的推移而发展，因此，关怀变得更加重要。医生必须帮助慢性病患者了解自己的病情，并帮助他们学会如何应对疾病和面对生活，因为也许这种状态是终身的。到60多岁后，大多数人至少会患一种慢性疾病，到80多岁后甚至会是三种或以上。确实有人指出，医学可能帮助慢性病患者形成新的身份。这不仅限于老年人，艾滋病患者、残疾儿童或受伤的年轻人也同样需要关怀。尽管在事实上，挽救生命的成功率在增加，但这仅仅是死亡率的降低，而不是降低了发病率。现在的人们能够更多地生活在一些疾病状态之中，而在一两代前，这些疾病状态可能会对他们的生命构成致命的威胁[107]。

充满爱心的关怀照护让患有慢性和晚期疾病的患者获益良多。克莱曼强调，在出现慢性病和不治之症的情况下，寻求治愈是一个“危险的神话，让患者和医生都很狼狈”[81]。这样一个“神话”让患者和医生无法正视疾病的现实。图姆斯补充说：“如果治疗‘疾病’被认为是临床治疗的首要目标，那么某些顽固的疾病给医生的能力带来了令人沮丧的挑战性。”其实在这些情况下，医生可以做很多事情来减轻患者的不适（disease）和痛苦。事实上，医生也许是患者在面对疾病所造成的痛苦的斗争中最有益的盟友之一[10]115。

什么是照护？我们注意到，在当前主流的生物医学背景下，关怀的原则可以简单地理解为对患者身体健康状况的反应。不考虑医疗状况当然不行，但与过多的医疗诊断和治疗相比，更重要的是照护，因为人们的具体生活现实情况比起其健康状况更重要。要为患者提供真正的照护，就必须把他理解为在疾病的独特生活世界中的一个“人”。

卡塞尔认同这些发现，并指出对患者的照料应该针对患者的生存困境。对患者的照护能最大程度地减轻疾病造成的对生命体的破坏[176]。但关怀又不能简单地等同于给予承诺、接受和耐心。相反，医生更应在患者恢复作为人的完整性上起作用，在卡塞尔的定义中，人之所以产生痛苦就是因为这种完整性受到了威胁[10]115-116。

绝大多数患者找医生不是为了继续无用的治疗，而是为了完全的关怀。一位医生举了一位患者的经历作为例子：“哈维（患者）正接受着高端先进的治疗，但他不断要求将他送回病房，回到他的三个病友的陪伴中。但是最后‘他一个人死去了，没有他死前最想要的东西——周围人的无声安慰’。”[177]现在想起来，医生发现了患者只是在他生命的最后时刻渴望友谊和陪伴。对许多人来说，死亡带来的痛苦是孤独，比死亡本身更令人窒息和恐惧的则是孤独地被遗忘，慢慢走向死亡。

但当把治愈患者的病症当作压倒一切的目标时，无法治愈往往等同于失败。因此，医生会本能地回避无法治愈的患者，因为这些患者就像一个提醒，告诉他们自己失败了。这一趋势在临终患者的治疗过程中表现得尤为明显，患者会被医生置入孤独的“隔离状态”。一位身患癌症的患者说道，在医院里“似乎没有人想看到我”[178]。用赞纳的话来说，那些不能治愈的人不仅因为超出了医学的表面力量而“与(生物)医学相悖，而且其存在还彰显着对医学的冒犯”。“无法治愈”在这些医生眼里就是“无能为力”，因此“无法治愈”的人很容易因为医生认为对他们“无能为力”而被抛弃[179]。

因此，在社会主流的治疗文化中，我们应该认识到患者对照护的迫切需要。照护的本质是关注患者在疾病中的痛苦体验。对患者的关注需要将情感注入患者的生活世界中，这是现象学人格化视角的重中之重。

同情心是照护的先决条件之一。如果照护是对需要帮助的人的情感反应，那么同情就是这种反应，除此之外，同情还是与需要帮助的人一起感受[138]。英语中的同情(compassion)源于拉丁语词“compati”，意即与之受难，感到怜悯。从拉丁语义看，同情是指一个人在当下共同感受另一个人的情感悲伤和痛苦的能力[180]。最近的研究证明了医生在减轻患者痛苦方面的情感共鸣是有效的[166]。当然，有许多已知的因素造成了共同感受这种痛苦的障碍，例如，一些不合作的患者以及一些患者的明显排斥都可能成为障碍。所有的照护人员都有过感到疲劳、不耐烦的经历，深切体会到人类精神慷慨的有限性。然而，治疗过程的核心需要某种形式的同情心[138]。

呼吁对患者的同情有时会显得有些空洞，不是因为医生的冷漠，而是因为同情真正的含义以及表达同情的最佳方式仍然不清楚。同情包括同理心，而同理心是一个人感知到另一个人的痛苦[181]。同情是指感受到同样的痛苦，即了解并进入对方的痛苦。然而，同情也可以通过在痛苦的患者面前简单的缄默来达到更深刻的表现[182]。

孤独是最大的痛苦之一。当缺乏同情或理解时，医生和患者可能会越来越彼此孤立，使彼此变得孤独。这种孤独可能导致某些重要和基本的交流的停止，这些重要和基本的交流被哈里斯(Ingrid Harris)称为“主体间性”(intersubjectivity)，它是人类经验的必要组成部分并丰富了人类的含义[183]。医患交流中的主体间性指患者和医生共同努力，去表达患者内部、外部的痛苦和艰难的一种活动。主体间性使医生和患者成为完美互惠的合作者[120]540-563，是减轻痛苦的最有力的手段之一。

需要强调的是，真正的同情不是对患者的羞辱，因为真正的同情是建立在受苦者的尊严之上的。哲学家和神学家格拉纳多斯(Jose Granados)解释说：“同情是对苦难的表达的充分回应，唤醒了我们内心的对其苦难的共感。”同情让我们看到受苦者的内在尊严。“这是因为我们感受到受苦者的内心，并与之相连，也能感受到其肉体上的切肤之痛，通过我们自己的同情感受到共同苦难，我们内心重新唤醒了问题的本源：需要寻找一切先于邪恶但埋没于邪恶之中的善良品质。”[120]556

格拉纳多斯进一步说：“同情的行为对受苦的患者来说是一个新的启示，提醒他有人在他的痛苦中关怀他，甚至想和他一起受苦[120]556。这种同情重新唤醒了他作为人的尊严。”[120]555 通过给予同情的方式，患者的尊严被唤醒。这反过来又揭示了一个普遍存在的问题，即一个人的痛苦的意义。通过同情，由医生与患者共同经历痛苦，使这个患者的痛苦的意义得以揭示[120]553。因此，被同情包围下的承受痛苦的人往往更能回答痛苦的意义这个问题。

同情是对人类痛苦的深刻反映，可以为痛苦转变提供契机。身体在痛苦中所揭示的是人在以脆弱的形式向世界开放。这种开放引导我们与他人团结起来，身体成为一个交流的场所。事实上，同情是兄弟般的共患难的明确表现。但只有当痛苦的患者被看作是独特且不可替代的个体时，这一切才有可能实现。对患者的痛苦不能简单地进行归类并作出反应，关怀是承认和解决患者独特的疾病体验的方式。正如弗兰克所说:“关怀不能看作是一种分类。关怀能向患者表明,他的生活是有价值的,因为关怀让他的体验有自己的特殊之处。”[94]48

图尔敏(Stephen Toulmin)强调了特殊性在医学人文关系中的重要性,他认为医生的视角必须是特定而不是一般化的,是个人而不是群体化的,甚至(在可预见的范围内)是移情而不是直觉的。医生应把注意力完全集中在个体患者的特殊问题上,不管这些问题是什么,而不仅仅是把患者看作是某种炎症的良好病例[184]。

当治疗过程侧重于特定患者内心的特定问题时,除了治愈疾病外,治疗的目标自然还包括减轻让患者不适的特定生活世界的痛苦[10]117。拥有现象学人格化视角的医生能为那些独特的、痛苦的患者提供关怀和同情。

第七节　病患的神秘主义

病患具有神秘主义,对神秘主义的接纳是医学现象学的另一个方面。患者作为一个饱受疾病折磨的人,总是保留着神秘的元素。医生可能很有能力从生物医学上解决问题,但却没有做好充分的准备来认识和尊重患者的神秘。

现象学家马塞尔对问题和神秘进行了解释和区分:问题是指摆在我面前的一个完整的东西(与我是割裂的);但神秘是指我被卷入其中的东西,它可以被理解为一个领域,在其影响下,我的意识和我认知的东西之间的区分失去了其意义和最初的有效性。因此,“问题”能通过使用一种适当的技术来界定它;而“神秘”则超越了一切可以想象的技术。

根据马塞尔所说的区别,我们可以认为,自然主义的生物医学观点用“问题”来理解患者表现出来的东西,因此医生可通过专业的“技术”

来解决它。相比之下，神秘超越了所有可以想象的技术。神秘要求医生的一种行为表现，一种现象学人格化视角的存在，并要求医生暂时停止使用科学性的、自然主义的视角。事实上医生与遭受痛苦的患者身上的神秘密切相关，因为它是临床治疗的基础。

马塞尔解释说，为了让医生理解患者生命世界中的神秘元素，就必须让他对患者超越病痛的体验持开放态度。医生不应仅仅站在因果关系的立场上，而是应该通过一种现象学人格化的视角来调和患者与存在于现实中的疾病体验。马塞尔说，如果医生把患者的病仅仅描述为机器故障是不对的，而牧师告诉患者把病看作是上帝对他的一次磨难也同样不对，因为牧师也把自己置身在外了，不顾患者确实遇到的困难和神秘——疾病。就像那个把患者看作机器的医生一样，牧师依然停留在因果关系层面上，无法超越它。但是，这种超越恰恰是必要的，只有在超越的前提下，我们才能明白疾病的神秘。更严谨的表述是，把患者的疾病视为一个谜，把它理解为一种存在，或者是一种存在的变种形式。在患者生病时，疾病对患者来说成为他的一种存在，因为他必须与它生活在一起，就像与室友一样，他必须尽可能地学会与它相处。或者疾病会成为另一种存在，因为那些关心他，并在他需要时为他扮演一个“你”的角色的人（认可神秘主义的医生），成为他和它（疾病）之间的调和者。当然，在他的疾病已经彻底使他倒下的情况下，在完全崩溃或剧烈疼痛的状态下，他的疾病却可以作为一个独立的存在，不再为他而存在，他不再与它保持那种奇怪的共存关系，这种默契可以是一种斗争，也可以是一种危险的“调情”，或者是两者最奇怪的混合。

马塞尔认为，神秘不一定是不为人知的。对神秘的认识本质上是一种思维层面上确切存在的行为，由于其拥有的明确性而有可能被确切界定。在医学人文关系实践中，使用现象学人格化视角的医生会表现出对神秘的适当认识和尊重。

第八节　承认“存在”，追求“去存在”

在前一部分谈到医生对患者的态度时，我们已经谈到了存在，这是生物医学模式中缺失的一个概念。本书中的“存在”的概念和现象学存在的概念不严格一致。在某些哲学家看来，存在是确定存在者作为存在者的那种东西，在他这里，存在是从此在出发，此在是在世的存在，在世现象是此在的基本建构，存在以存在者为起点。

此在的存在是由存在者的生存而来的，可以是一种可能性，先于其他的规定性。存在者是既定的存在，而存在是一种流动过程，先于存在者，并决定着存在者。一旦存在离开了存在者，存在也就不存在了。我们关注患者坐在医生的旁边，是存在者，更要关注他的状态——存在，医生要感受到患者的存在。在这里说的“存在”是什么意思？这不是医生不能和这名患者交流。这是说医生和患者之间缺乏一种真正的交流，不仅仅是身体上触摸或者单纯语言的交流。有人可能会说，我们和这个人坐在一起，但不知何故，他对我们来说是不存在的，我们和他是缺乏思想情感的交流的。医生不仅要关注患者的身体，更要关注他所有的状态。马塞尔说：“总而言之，我们之间的交流是一种不真实的交流。他了解我对他说的话，但他不了解我这个人。我甚至可能有一种奇怪的、不愉快的感觉，他在重复我说的话或对之作出反应，而这些返回来的话我却认不出来了。这个陌生人就像横插进我和我自己的现实之间，这确实是一个非常奇怪的现象，他在某种意义上使得我对自己也是一个陌生人。”

上述马塞尔的现象学人格化的分析，戏剧性地描述了医生在生物医学模式中的所作所为。如果医生不能理解患者生活世界中的“我”，临床治疗可能会导致思想情感交流的缺乏。这种本质的沟通鸿沟可能让患者甚至对自己都成为陌生人。然而，相反的现象也可能发生。马塞尔描述道：“当某人的存在确实能让我感觉到时，它可以唤醒我的内在；它使我能展示我自己，使我比我未感受其存在时更充分地展现了我自己。”医学中的现象学人格主义就是如此有效的存在。

赞纳在他与患者的互动中对“存在”的简单性和深刻性进行了思考：“也许所有能做的，甚至应该做的只是在那儿——见面、握手、一起交谈、和护士说笑。而我们所做的一切都没有太多的顾忌，只是感觉到这样会更好。当你行将就木的时候，也许这些简单的事是我唯一能做的，但它们就像你对我做的事一样，恰恰是它们，不多也不少，这也许就是它们的魔力——相互肯定是值得的，值得花时间做这件事。这让我逐渐意识到，尽管我们之间相处的时间是如此短暂，但在我们心中，彼此之间已经变为了彼此生动的存在，这某种意义上可以称作‘去存在’，而且我们之间的关系也是如此紧密。”[56]

情感是存在的基础。这也是为什么希尔德勃兰特提出的情感萎缩会损害医学人文关系的另一个原因。情感使医生理解备受煎熬的患者给出的非语言暗示。生物伦理学家哈尔本(Jodi Halpern)观察到，涉及自我分裂的强烈痛苦状态是可以通过非语言方式传达的，主要是通过引起他人产生某种情感状态。医生允许患者用情绪感动医生，这就像医生允许患者去接纳医生、去使医生将患者原先自身无法承受的东西容纳下来[166]。

如果医生要承认患者无法用言语表达的疼痛和痛苦，他就不能缺少这种生动去存在的情感。痛苦是难以忍受的，因此它们往往被否认、抵制或隐藏。承认一个人痛苦的核心是非常困难的，因为他需要和我们建立的自然防御作斗争，我们建立这种自然防御原是对抗死亡、损失、遗弃、羞耻和自我破碎的。想要恢复平衡和幸福就要对事件的总体方向和目标有一个可接受的理解[94]。与其对患者灌输压倒性的恐惧或是使其抱着微乎其微的希望，不如帮助患者抓住当前的现实情况，将损失转化为收益。

注意语言和非语言交流是存在的一个关键方面。医生不能忽视一种特殊的倾听，即关注患者对他如何体验自己的身体和身体疾病的描述。例如，卡塞尔指出，患者选择使用的词可以向医生展示患者对自己的症状、事件、对象或其他人的关系的看法。对词的选择可以提供患者在面对疾病时是主动还是被动的线索：患者可以说他“被送进了医院”，或者相反，他“去了医院”。卡塞尔进一步观察到，形容词、副词甚至语气助词都可以是患者价值观和痛苦状态的标志。

一方面，生动的去存在也可以通过简单、人性化的姿态表现出来，为患者的痛苦带来希望和秩序。布罗迪在其著作《疾病的故事》(*Stories of Sickness*)中描述了这些简短而有益的交流：想象一下医生和你谈论常见的上呼吸道感染。医生讲述了一个令人安心的故事来解释这种疾病的体验，如“看起来你已经感染了我们容易染上的病毒——你是我今天见到的第六个症状完全相同的人”，再加上医生和护士的关心和关怀的态度，以及控制该事件的令人放心的仪式行为(如，每天服用两次对乙酰氨基酚，每小时用温暖的盐水漱口，卧床休息直到发烧消失)，很可能会让你更快地恢复，比通常的自发缓解或纯粹的药物疗效更快[117]。

布罗迪的故事进一步印证了这一发现，即那些传递积极信息和保证治疗将有效的医生的治愈率可能是那些不那么积极的医生的两倍[185]。积极的而又真实的“去存在”的力量，不仅加强了可能的治疗效果，而且加强了对患者的关怀。

患者在患有不治之症的情况下，医生可以在帮助患者“抓住”自己的困境上发挥关键作用，特别是当患者的病情涉及不可避免的痛苦时。医生可以是第一个帮助患者寻求建立新的生命平衡的人。

“去存在”的另一个方面是指医生与患者互动中的恒常性。当治疗进展顺利时，持续关注和保持投入并不困难。因为情感上的亲密已经建立起来，这就需要自律来保持恒常性。当事情进展顺利时，持续关注和保持存在并不难。当疾病情况恶化、治疗发生错误或失败、医生作出错误诊断、患者的个性或行为令人难以相处或令人厌恶时，当即将死亡带来悲伤和损失的可能时，恒常性就遇到挑战了。这时候需要自律以保持恒常性。当恒常性缺失或频繁动摇时，患者就失去了他们的内心中建立的新的存在，即通过彼此承诺在不确定的世界中因疾病而与医生建立的稳定关系。

在疾病带来的不确定性和破坏中，对患者生命世界保持恒常性可能是提供稳定平衡的有力手段。当然，保持这种持续的存在是具有挑战性的事情，特别是考虑到现代医学的需求。赞纳回忆了一系列与重症监护患者弗伦奇夫人在人际关系上所遭遇的困难。作为一名医生，他挑战自己，保持着持续的“存在”，尽管有许多沟通上的困难和烦恼。但他的恒常存在减轻了弗伦奇夫人的痛苦，也成为他自己实现理想和接受教育的机遇。尽管形势不容乐观，但赞纳和患者形成了相互感激和尊重的关系。他总结说：“弗伦奇夫人，还有一件事我想让你知道，我想让你知道我多么感激你愿意和我交谈，以及你的诚实。与患者交谈让我学到了很多东西，我觉得我应该为此感谢你。我们还在学习这种东西，你的想法和感受也会让我知道如何帮助别人。”[127]

赞纳简单而又谦逊的肯定成为减轻患者痛苦和促进医生个人成长的开端。医患对话中“存在”的稳定性和开放性是一种生动的“去存在”，是照料弗伦奇夫人的重要因素。

第九节　帮助患者发现痛苦的意义

鉴于疾病中痛苦的必然性，患者自然会询问这种痛苦的内在含义。现象学人格化视角认识到这些询问的重要性。医生对这些询问的尊重可以促进患者寻找痛苦的意义。虽然医生不能向患者展示这种意义，但他可以通过沟通向患者传达这种意义的存在，并且让患者明白这种意义在任何条件下都是存在的。

一个人在封闭的状态下是发现不了意义的。患者若要在痛苦中发现意义，人的存在实际上是关系性存在，人际关系是不可或缺的。虽然寻找意义的过程主要是一次内心的旅程，但它也取决于患者是否能够分享他的痛苦体验。这种分享可能是在语言上，在眼睛里，在手势中，或者仅仅是通过一个人的身体的姿势来表达。一个医生如果可以扩大自身的生活世界去认识和肯定这些痛苦的表达，就能在医患对话中为患者创造一个发现痛苦之意义的机会。

当意义被真正传达给一个既理解又关心的人时，意义会具体化。医生对其生活世界的扩展结合患者在疾病中的痛苦体验为患者带来了使意义具体化的重要机会。因此，医生可以通过激发患者追求意义的意志来帮助他们减轻痛苦。

并不是所有的患者都能从痛苦中找到意义。然而，有时候对意义的探索会激发患者的成长。医生如果能激发患者追求超越的意愿，就能促进患者身心和精神的整体愈合[186]。即使患者从来没有发现意义的具体答案，医生仍然可以在患者出现困惑和怀疑的时候出现在其身边。

临床诊疗中的个性化的存在可以鼓舞患者在疾病痛苦的体验中找寻意义的意愿。美国心理学家贝康(David Bakan)写道："生活中有两样东西超出了个人意志的范围。一个是观念，另一个是死亡。但在这两者之间，个人的意志有一定的存在范围。"[187]贝康的话与弗兰克尔的理论有相通之处，即使在极其严酷的痛苦时期，追求意义的意志也可以是一种让内心充实的方法。

弗兰克尔提出了"意义疗法"(logotherapy)。与将事实视为价值观的判断不同，存在主义疗法将价值观视为对事实的陈述。意义疗法是一种存在主义方法的应用，但弗兰克尔指出，存在主义的种类繁多，有多少存在主义者就几乎有多少种存在主义。因此我们必须明确弗兰克尔提出的意义疗法的特质。弗兰克尔说，如果一个人不明白内心意义的存在，即使他是在追求幸福也会失败。例如，弗兰克尔认为一个人如果单纯通过性满足来寻求快乐，那他必将被自己打败。同样地，对一个渴望权力的人来说，即使愿望实现了，也不会对他有任何帮助，除非它涉及某种内在目标。因此，弗兰克尔的存在主义指的是意义。

弗兰克尔的意义疗法根植于现象学分析，它源于反思前自我理解的现象学。通过意义疗法，患者内心深处的东西被带到意识的表面。但弗兰克尔低估了现象学将心灵智慧转化为科学术语的能力，即意义疗法还意味着可将内心的智慧重新翻译成简单的语言，转换成日常生活的语言，以便人们能够理解并从中受益。最后，意义疗法可利用这些转化后的日常语言，讲述普通人如何发现意义和满足感，并让遭受极端痛苦的人能够接触到这些意义和满足感。弗兰克尔从 logos 中创造了意义疗法，logos 通常翻译为言语或理性，他将其定义为意义（meaning）。logos 意味着人类的理性加上作为人类的意义。对现象学的英文 phenomenology 进行分析可发现，它是希腊语 phainomenon（现象）和 logos（逻各斯）的复合词，它意味着对各种现象进行说明以及说明的活动，这是对事物出现的各种方式的描述。词源分析表明了意义疗法的现象学起源。

在痛苦中发现意义是一种在人的独特内在中发生的事情。一个人有能力去选择他对自己的态度。在这个意义上，一个人可以自由地塑造自己的性格："真正重要的不是我们性格的特征、我们的动力和本能，而是我们对性格的立场。拥有采取这种立场的能力使我们成为人类。"弗兰克尔进一步说道："对躯体和精神现象采取立场意味着超越它们的层面，并开辟一个新的维度，即与生物和心理维度相反，比精神更无实体的抽象现象的维度，或者说是精神的理智维度。这些是独特的人类现象所在的维度。"

弗兰克尔的理论有三个基本原则：意志的自由、对意义的（追求）意愿和生命的意义。他认为,有一种人类一直在寻找的意义,同时人类也有实现这一意义的自由。按照弗兰克尔的理论,这种意义的实现需要向精神的纵深方向发展,特别是在无法治愈的疾病的痛苦中,医生对这一纵深维度的认识可以帮助患者转变痛苦。

在临床诊疗中的人格存在主义不仅为意义打开了道路,也为爱的释放打开了道路。正如现象学家施贝曼(Robert Spaemann)所说的,人的生命不像其他生物的生命那样以自身为中心。它不是由自我和物种保护的必要性来定义的。区别两者生命的基本标志是自我超越,其最高形式称为"爱"[188]。意义的意志允许痛苦转化为爱——一种创造善的爱,从痛苦中汲取善的爱。

舍勒指出,痛苦有深度和强度之分,因此打击痛苦的"本体"而不是其体验会产生相反的效果——让痛苦加剧[96]。这种痛苦的"本体"在医学层面可能是晚期癌症或慢性疾病。如果医生的目的仅仅是消除这些"本体",而不是解决受苦患者的实际体验,患者的痛苦可能会加剧。有现象学人格化视角的医生明白这个道理,他有能力认识到痛苦患者的真实生活经历以便优化关怀,而不是通过生物医学治疗来加剧痛苦。

第十节　建构更高层级的价值观

人终有一死,或重于泰山,或轻于鸿毛。从科学主义的角度来看,人和人的死亡没有本质上的区别。然而对一个存在的人来说,死亡就是一个独特世界的熄灭。由于世界是众多此在共在的世界,因此一个此在的病患事件对这个此在和共在的此在以及共在的世界都是有意义的,所以为了人民而死、为了祖国而死是重于泰山。消防员在挽救人民生命财产时受伤而导致残疾,战争年代战士为了祖国和民族的解放事业而身负重伤,所带来的就是荣誉感和自豪感。现象学人格化视角认为,健康不代表人的所有价值。从这一视角出发，健康的重点不仅在于患者的治愈，而且还在于对患者的照护。医学中的现象学人格化视角认识到患者的其他超越生物学的价值。这些价值包括人际关系和由此产生的成就感。塞弗特认为，人类的其他价值如爱、社交、美德、超越、知识、友谊和美丽，显然超越了生物健康领域的价值，是完全不同性质的价值[172]。

人类的健康显然与这些高级的价值有着密切的关系。塞弗特说："一个人终极意义上的健康是以对超越生物健康的高级价值充分满足为前提的，也就是说，只有以各种形式追求真善美的人，特别是用更高形式追求真善美的人，才能获得真正充分的幸福和健康。"虽然从生物医学的角度来看，有些疾病可能是无法治愈的，但在不可避免的痛苦中发现意义可以使一个人得到更高的价值。

患者除了追求健康外，还追求许多其他的东西。事实上，患者可能认为有些其他价值比健康更重要。通过对患者利益的关切和对存在的敏感，医生会体会到患者所关注的其他价值。由于患者以主观的方式了解自己与其他价值的关系，而且由于患者是拥有这些价值的人，所以在患者看来，为追求或保持这些价值，某些优先事项有时可能超过医疗建议。在现象学人格化的视角中，医生尊重患者的这些价值和考虑。

举个例子，假设一个患有严重心脏病的患者要去见临终的父母。为了到达父母所在之处，患者必须穿越会对心脏造成严重压力的高海拔地区。医生可以告知他存在极大的风险，并协助患者评估风险和收益。使患者自己清楚是否应该承担这风险。然而，医生无法帮他做出最终决定。医生口中的严重性医疗问题只是患者初步考虑的事宜。因此，医生的建议可以被患者认为更重要的非医疗问题推翻和搁置。如果患者决定去父母所在的地方，医生的任务就变成了去找到尽量减少患者风险的方法。通过和患者的存在进行交流，医生协助实现患者所说的更高的价值，即与他垂死的父母在一起。

医学人文关系中的现象学可以作为减轻痛苦的催化剂，也可以作为患者在不可避免的痛苦中发现意义的催化剂。现象学的观点并不排除生物医学模式，而是扩大了医生的生活世界，使他能够承认和解决患者在疾病中独特的痛苦经历并缓解患者的痛苦。

现象学认识到医学人文关系是减轻痛苦的有力手段，可以帮助患者找到意义。虽然医生不能向患者展示什么是意义，但他可以向患者传达有意义的信息，并且该意义在任何条件下都会存在。当意义被真正传达给一个既理解又关心这一意义的患者时就会被具体化。医生扩展了他自己的生活世界，融入了患者在疾病中受苦的经历，把患者的意义变得具体和实际。因此，医生通过激发患者的坚强的意志来帮助减轻痛苦。

现象学的视角有几个特点，包括但不限于具有同情心的照顾，与患者临床叙事中的“生命世界的声音”共振，对神秘主义的接纳，去存在，以及对更高价值意义的认可。现象学将医生唤醒，来到患者独特而不可重复的生活世界。因此，一个具有现象学视角的医生将倾听患者的意见，以确定他生活的个人中心。

在主流的治疗文化中，现象学认识到患者对照护的迫切需要。发自内心的照护是关注患者在疾病中遭受痛苦的生活体验。照护需要以同情的方式在情感上呈现患者的生命世界。

此外，现象学要求在患者的临床叙事中与“生命世界的声音”共振。临床叙事是了解疾病和患者所受的痛苦的最丰富的来源之一，因为相对于病史，“临床叙事”可以揭示疾病对患者意味着什么。

马塞尔指出了对神秘的顺从的重要性，这需要一种现象学的存在主义观点。如果医生要承认患者有时甚至无法用语言表达的痛苦，与神秘联结，那么“存在”的情感是必不可少的。注意语言和非语言交流是存在的一个关键。这种积极且现实的存在不仅加强了可能的治疗效果，还加强了对患者的关怀[164]。

除了生物学上的健康外，现象学也承认患者生活中的其他价值。塞弗特断言，人类的利益，如爱、美德、超越、知识、友谊和美丽，显然超越了健康这种生物领域的利益，是完全不同性质的利益。虽然从生物医学的角度来看，疾病可能是无法治愈的，但在痛苦中发现意义可以使一个人追求更高的利益。

现象学众多著作揭示了痛苦总是个人化的。痛苦明确地关系到一个特定患者的生活环境和他的疾病经历的意义。因此，只有在明确注意到疾病在患者独特的生活世界中对他的意义时，才能减轻痛苦。充分了解患者的生活经验可以让医生把患者当作是一个人来看待，这对医生治疗患者极为重要。

医生的角色不是科学家，而是作为一名熟练的医匠，将科学的成果应用于患者疾病体验的真实生活。通过充分了解患者的生活经验，医生更有能力将他的科学知识应用于为患者设计有效的治疗方法。

1977 年，美国的恩格尔教授提出了新的医学模式，将医学由生物医学模式向生物-心理-社会医学模式转变，使人们对疾病和健康的认识开始改变，现代医学也越来越重视疾病中的心理因素。临床研究发现，患者的不良心理反应所造成的消极情绪状态可使神经功能紊乱，内分泌功能失调，机体抵抗力下降，易发生心身疾病，还可加速疾病的恶化。实践证明，良好的心理状态对疾病具有治疗作用。在临床治疗中，应利用正确的心理疏导和心理干预，患者对医生的高度信赖是心理疏导和心理干预成功的关键。良好的医学人文关系主要是通过医生与患者接触过程中的言行、神情、态度去影响患者而建立起来的。

参考文献

[1] 王梓. 胡塞尔前后期现象学思想转变研究[D]. 重庆：四川外国语大学，2018.

[2] 吴国林. 后现象学及其进展——唐·伊德技术现象学述评[J]. 哲学动态，2009(4)：70 - 76.

[3] Heidegger M. Being and time [M]. New York: Harper, 1962.

[4] Merleau-Ponty M. Phenomenology of perception [M]. London: Routledge & Kegan Paul, 1962.

[5] Sartre J P. L'Être et le Néant [J]. Sartre Revue de Métaphysique et de Morale, 1943,49(2):183 - 184.

[6] 施皮格尔贝格. 王炳文，张金言译. 现象学运动[M]. 北京：商务印书馆，1995.

[7] Errasti-Ibarrondo B. Conducting phenomenological research: rationalizing the methods and rigour of the phenomenology of practice [J]. J Adv Nurs, 2018, 74(7):1723 - 1734.

[8] Vandenbe G D. Phenomenology and educational diseourse [M]. Durban: Heinemann Higher and Further Education, 1996.

[9] Gergel T L. Medicine and the individual: is phenomenology the answer? [J]. Evaluation Clinical Practice, 2012,18(5):1102 - 1109.

[10] Toombs S K. The meaning of illness: a phenomenological account of the different perspectives of physician and patient [M]. Dordrecht: Kluwer Academic Publishers, 1992.

[11] Hellström O, Lindqvist P, Mattsson B. A phenomenological analysis of

doctor-patient interaction: a case study [J]. Patient Educ Couns, 1998, 33(1):83 - 89.

[12] Svenaeus F. The Hermeneutics of Medicine and the Phenomenology of Health. Dordrecht: Springer Netherlands, 2000:59 - 118.

[13] Charon R. What narrative competence is for [J]. Am J Bioeth, 2001,1(1): 62 - 63.

[14] Carel H. Phenomenology and its application in medicine [J]. Theor Med Bioeth, 2011,32(1):33 - 46.

[15] Gergel T L. Medicine and the individual: is phenomenology the answer? [J]. Evaluation Clinical Practice, 2012,18(5):1102 - 1109.

[16] Svenaeus F. The phenomenology of suffering in medicine and bioethics [J]. Theor Med Bioeth, 2014,35(6):407 - 420.

[17] Sholl J. Putting phenomenology in its place: some limits of a phenomenology of medicine [J]. Theor Med Bioeth, 2015,36(6):391 - 410.

[18] Kottow M. Some thoughts on phenomenology and medicine [J]. Med Health Care and Philos, 2017,20(3):405 - 412.

[19] Kim H J. A study on the methodology of phenomenology of medicine-focused on phenomenological definition of health and illness [J]. Jnkpa, 2018:94: 133 - 150.

[20] Errasti-Ibarrondo B, Jordán J A, Díez-Del-Corral M P, et al. Conducting phenomenological research: rationalizing the methods and rigour of the phenomenology of practice [J]. J Adv Nurs, 2018,74(7):1723 - 1734.

[21] Neubauer B E, Witkop C T, Varpio L. How phenomenology can help us learn from the experiences of others [J]. Perspect Med Educ, 2019,8(2): 90 - 97.

[22] Crisan H T, Copoeru I. Illness and two meanings of phenomenology [J]. Evaluation Clinical Practice, 2020,26(2):425 - 430.

[23] Madeira L, Leal B, Filipe T, et al. The uncanny of the illness experience: can phenomenology help? [J]. Psychopathology, 2019,52(5):275 - 282.

[24] 李学盈,邱鸿钟.病患的意义:从体验到概念的蜕变过程[J].医学与哲学,2020,41(9):9 - 12.

[25] 邱鸿钟,梁瑞琼,陈玉霏.中医之神与中医之心的现象学还原分析[J].中华中医药杂志,2017,32(8):3404 - 3406.

[26] 沈振亚.医患关系伦理研究[D].苏州:苏州大学,2018.

[27] 刘虹.守卫身体:论医学干预的限度[J].医学与哲学,2019,40(22):1 - 6,11.

[28] 鲁琳.器官感觉、身体感觉、情绪震颤与医生的认知—来自赫尔曼·施密茨

现象学的启示[J]. 医学与哲学,2019,40(9):1-4,54.
[29] 汪政宇. 叙事医学的意义与困境研究[D]. 湘潭:湘潭大学,2019.
[30] 杜治政. 临床判断:基于病人的真实世界[J]. 医学与哲学,2017,38(15):1-5,20.
[31] 申张顺,齐惠军,许宁,等. 走进病人的真实世界:一场临床思维的革命:读"临床判断:基于病人的真实世界"有感[J]. 医学与哲学,2020,41(3):17-20,33.
[32] Cassell E J. The nature of suffering and the goals of medicine [M]. 2nd ed. New York: Oxford University Press, 2004.
[33] Foucault M. The birth of the clinic: an archaeology of medical perception [M]. 1st American ed. New York: Pantheon Books, 1973.
[34] Peabody F. W. Landmark article March 19, 1927: the care of the patient. By Francis W. Peabody [J]. JAMA J Am Med Assoc, 1984,252(6):813-818.
[35] Hanson M J, Callahan D. The goals of medicine: the forgotten issue in health care reform [M]. Washington, D. C.: Georgetown University Press, 1999.
[36] Frankl V E. Man's search for meaning: an introduction to logotherapy [M]. Newly rev. and enl. ed. Boston: Beacon Press, 1962.
[37] Frankl V E. Frankl V E. Man's search for ultimate meaning [M]. Cambridge, Mass.: Perseus Pub., 2000.
[38] Daneault S, Lussier V, Mongeau S, et al. The nature of suffering and its relief in the terminally ill: a qualitative study [J]. J Pallia Care, 2004,20(1): 7-11.
[39] Jansen L A, Sulmasy D P. Proportionality, terminal suffering and the restorative goals of medicine [J]. Theor Med Bioeth, 2002, 23(4): 321-337.
[40] MacIntyre A C. After virtue: a study in moral theory [M]. 3rd ed. Notre Dame, Ind.: University of Notre Dame Press, 2007.
[41] Cassell E J. Pain, Suffering, and the Goals of Medicine. In M. J. Hanson & D. Callahan (Eds.) [M], The goals of Medicine. Washington, D. C.: Georgetown University Press, 1999.
[42] Kestenbaum V. The Humanity of the ill: phenomenological perspectives [M]. Knoxville: University of Tennessee Press, 1982.
[43] MacIntyre A C. After virtue: a study in moral theory [M]. Notre Dame, Ind.: University of Notre Dame Press, 1981.
[44] MacIntyre A C. After virtue: a study in moral theory [M]. 2nd ed. Notre Dame, Ind.: University of Notre Dame Press, 1984:190.

[45] Merrill J O. Telling Good Stories, Living Good Lives: Physician Virtues and the Doctor-Patient Relationship [M]. New Haven Yale University, 1990.61
[46] Pellegrino E D, Thomasma D C. A philosophical basis of medical practice toward a philosophy and ethic of the healing professions [M]. New York: Oxford University Press, 1981.
[47] Pellegrino E D. Humanism and the physician [M]. 1st ed. Knoxville: University of Tennessee Press, 1979:31.
[48] 海德格尔著;陈嘉映,王庆节译.存在与时间[M].北京:生活·读书·新知三联书店,2006:30.
[49] Taboada P. Cuddeback K F, Donohue-white P. Person, society, and value: towards a personalist concept of health [M]. Dordrecht: Kluwer Academic Pub., 2002.
[50] Aho J A, Aho K. Body matters: a phenomenology of sickness, disease, and illness [M]. Lanham, MD: Lexington Books, 2008.
[51] Baron R J. An introduction to medical phenomenology: I can't hear You while I'm listening [J]. Ann Intern Med, 1985,103(4),606－611.
[52] Toombs S K. Handbook of phenomenology and medicine [M]. Dordrecht: Kluwer Academic, 2001.
[53] Merleau-ponty M. Phenomenology of perception [M]. London: Routledge & Kegan Paul, 1962.
[54] Stein E. Finite and eternal being: an attempt at an ascent to the meaning of being [M]. Washington, D.C.: ICS Publications, 2002.
[55] Svenaeus F. The hermeneutics of medicine and the phenomenology of health: steps towards a philosophy of medical practice [M]. Dordrecht; Boston: Kluwer Academic Publishers, 2000.
[56] Zaner R M. Conversations on the edge: narratives of ethics and illness [M]. Washington, D.C.: Georgetown University Press, 2004.
[57] Toombs S K. The meaning of illness: a phenomenological approach to the patient-physician relationship [J]. J Med Philos, 1987,12(3):219－240.
[58] Tolstoy L, Pevear R, Volokhonsky L. The death of Ivan Ilyich and other stories [M]. New York: Alfred A. Knopf, 2009.
[59] Szasz T S. A contribution to the philosophy of medicine [J]. AMA Arch Intern Med, 1956,97(5):585.
[60] Edelstein L. A history of medicine [J]. Archives of Internal Medicine, 1937: 201.
[61] Singer C. Hippocrates and the Hippocratic Collection [J]. Encyclopedia Britannic, 2000:583.

[62] Jewson N D. The disappearance of the sick-man from medical cosmologiy, 1770 - 1870 [J]. Int J Epidemiol, 2009,38(3):622 - 633.

[63] Hellín T. The Physician-patient relationship: recent developments and changes [J]. Haemophilia, 2002,8(3):450 - 454.

[64] Crichton M. The doctor's personality The doctor's role in society [M]. London: Hogarth Press, 1932.

[65] Williams J G, Dombal F T D, Knill-Jones R, et al. Collecting, communicating and using information: the educational issues. A report from the Royal College of Physicians Committee on Medical Information Technology [J]. Journal of the Royal College of Physicians of London, 1992,26(4):385.

[66] Mead N, Bower P. Patient-centredness: a conceptual framework and review of the empirical literature [J]. Soc Sci Med, 2000,51(7):1087 - 1110.

[67] Rogers C R. On becoming a person; a therapist's view of psychotherapy [M]. Boston: Houghton Mifflin, 1961.

[68] Carne J. The doctor, the patient and the group: Balint revisited [J]. British Journal of General Practice the Journal of the Royal College of General Practitioners, 1993,43(374):397.

[69] 宋杨,曹晓红,吴华章.我国医学人文关系的多重规定性研究[J].中国医院管理,2019,9(07):54 - 56.

[70] Toulmin S E. Cosmopolis: the hidden agenda of modernity [M]. Chicago: University of Chicago Press, 1992.

[71] Emanuel E J, Grady C, Crouch R A, et al. The Oxford textbook of clinical research ethics [M]. New York: Oxford University Press, 2008.

[72] Loudon J B, Foucault M, Smith A M S. The birth of the clinic: an archaeology of medical perception [J]. Man, 1974,9(2):319.

[73] Kirby C H, Shryock R H. The development of modern medicine; an interpretation of the social and scientific factors involved [J]. Quarterly Review of Biology, 1979,46(3):476 - 480.

[74] Faber K. Nosography in modern internal medicine [J]. Isis, 1923,6(1): 67 - 68.

[75] Benner P. From detached concern to empathy: humanizing medical practice [J]. Cambridge Quarterly of Healthcare Ethics, 2003,12(1):134 - 136.

[76] McWhinney I R. Why we need a new clinical method [J]. Scandinavian Journal of Primary Health Care, 1993,11(1):3 - 7.

[77] Davis F D. The hermeneutics of medicine and the phenomenology of health: steps towards a philosophy of medical practice [J]. Theoretical Medicine and Bioethics, 2000,21(4):381 - 384.

[78] Engel G L. The need for a new medical model: a challenge for biomedicine [J]. Science, 1977,196(4286):129-136.
[79] Cassell E J. The nature of suffering and the goals of medicine [M]. 2nd ed. Oxford:Oxford University Press, 2004.
[80] baron R J. Bridging clinical distance: an empathic rediscovery of the known [J]. J Med Philos, 1981,6(1):5-23.
[81] Kleinman A. The illness narratives: suffering, healing, and the human condition [M]. New York: Basic Books, 1988.
[82] Schwartz M A, Wiggins O. Science, humanism, and the nature of medical practice: a phenomenological view [J]. Perspectives in Biology & Medicine, 1985,28(3):331-366.
[83] Toombs S K. The meaning of illness: a phenomenological account of the different perspectives of physician and patient [J]. Journal of Nervous & Mental Disease, 1993,181(2):237-240.
[84] Aquinas S T. Summa theologica volume I: Part II-II (secunda secundae) translated by fathers of the English dominican province [J]. Bibliobazaar, 2013.
[85] Cassell E J. The nature of suffering and the goals of medicine [J]. New England Journal of Medicine, 1982,307(12):758-760.
[86] Taylor F K. The concepts of illness, disease, and morbus [M]. New York: Cambridge University Press, 1979.
[87] Goldberger E. How physicians think: an analysis of medical diagnosis and treatment [M]. Springfield, Ill.: C.C. Thomas, 1965.
[88] Levine R J. Informed Consent in Research and Practice: Similarities and Differences [J]. Archives of Internal Medicine, 1983,143(6):1229-1231.
[89] Sokolowski R. Phenomenology of the human person [M]. Cambridge: Cambridge University Press, 2008.
[90] Engel G L. The need for a new medical model: a challenge for biomedicine [J]. Science, 1977,196(4286):129-136.
[91] Holman H R. The 'excellence' deception in medicine [J]. Hosp Pract, 1976,11(4):11,18,21.
[92] Madison G B. On suffering: philosophical reflections on what it means to be human [M]. Hamilton: McMaster Innovation Press, 2009.
[93] Duff R S. Sickness and society [M]. New York: Harper & Row, 1968.
[94] Frank A W. At the will of the body: reflections on illness [M]. Boston: Houghton Mifflin, 1991.
[95] Davis D F. Book review: the hermeneutics of medicine [J]. Theoretical

Medicine, 2000:21,381-384.
[96] Scheler M. Bershady H J. On feeling, knowing, and valuing: selected writings [M]. Chicago: University of Chicago Press, 1992.
[97] Johnston N E, Scholler-jaquish A. Meaning in suffering: caring practices in the health professions [M]. Madison: University of Wisconsin Press, 2007.
[98] Paul II P J. On the Christian meaning of human suffering: apostolic letter Salvifici doloris of the Supreme Pontiff John Paul II, to the bishops, to the priests, to the religious families, and to the faithful of the Catholic Church [C]. Office of Publishing Services, United States Catholic Conference, 1984.
[99] Toombs S K. The meaning of illness: a phenomenological account of the different perspectives of physician and patient [M]. Dordrecht: Springer Netherlands, 1992.
[100] Johnston N E, Scholler-jaquish A. Meaning in suffering: caring practices in the health professions [M]. Madison: University of Wisconsin Press, 2007.
[101] Cassell E J. The nature of suffering and the goals of medicine [J]. Loss, Grief & Care, 1998,8(1-2):129-142.
[102] Aquinas T. Summa Theologiae [M]. Cambridge University Press, 2006.
[103] Kleinman A. Social origins of distress and disease: neurasthenia, depression, and pain in modern China [J]. New Haven: Yale University, 1986.
[104] Allert G, Blasszauer B, Boyd K, et al. The goals of medicine: setting new priorities [J]. The Hastings Center Report, 1996,26(6):S1-27.
[105] Van Hooft S. Suffering and the goals of medicine [J]. Medicine, Health Care and Philosophy, 1998,1(2):125-131.
[106] Culbertson R. The nature of suffering and the goals of medicine [J]. The Hedgehog Review, 2006,8(3):103-106.
[107] M. J. Hanson, D. Callahan. The goals of medicine: The forgotten issues in health care reform [M]. Georgetown University Press, 2000.
[108] Stratton Hill Jr C. Pain management in a drug - oriented society [J]. Cancer, 1989,63(11):2383-2386.
[109] Beecher H K. Relationship of significance of wound to pain experienced [J]. Journal of the American Medical Association, 1956,161(17):1609.
[110] Grinker R R. Disease pain and sacrifice: toward a psychology of suffering [J]. Arch Gen Psychiatry, 1968,19(1):120.
[111] Rodgers B L, Cowles K V. A conceptual foundation for human suffering in nursing care and research [J]. Journal of Advanced Nursing, 1997,25(5):1048-1053.

[112] 孙顺良,曾细花.疼痛和不公正知觉的相互关系[J].医学与哲学,2020,41(11):42-46.
[113] Taboada P, Cuddeback K F. Person, society and value: towards a personalist concept of health [M]. Springer Science & Business Media, 2002.
[114] Barsky A J. Hidden reasons some patients visit doctors [J]. Annals of internal medicine, 1981,94(4_Part_1):492.
[115] Cassell E J. Uses of the subjective in medical practice [J]. Changing values in medicine, 1979:151-166.
[116] Pellegrino E D. Philosophical groundings for treating the patient as a person: a commentary on Alasdair MacIntyre [M]. Changing values in medicine. University Publications of America, Inc New York, 1979.
[117] Brody H. Stories of sickness [M]. 2nd ed. Oxford: Oxford University Press, 2003.
[118] Kotarba J A. Perceptions of death, belief systems and the process of coping with chronic pain [J]. Social Science & Medicine, 1983,17(10):681-689.
[119] Wojtyla K. The acting person (Dordrecht: Reidel, 1979) [J]. The Person: Subject and Community, Review of Metaphysics, 1979,33:273-308.
[120] Granados J. Toward a theology of the suffering body [J]. communio-spokane then washington, 2006,33(4):540.
[121] Campbell C S. Marks of the body: embodiment and diminishment [M]. Theology and Medicine. Dordrecht: Springer Netherlands, 1995.
[122] Zaner R M. Ethics and the clinical encounter [J]. J Med Ethics, 1989,15(3):159.
[123] Garro L C. chronic illness and the construction of narratives [M]. Pain as Human Experience. University of California Press, 1994:100-137.
[124] Wiggins O P, Schwartz M A. Richard Zaner's phenomenology of the clinical encounter [J]. Theoretical medicine and bioethics, 2005,26(1):73-87.
[125] Schwartz M A, Wiggins O. Science, humanism, and the nature of medical practice: a phenomenological view [J]. Perspectives in Biology and Medicine, 1985,28(3):331-366.
[126] Parish S M. Subjectivity and suffering in American culture: possible selves [M]. New York: Palgrave Macmillan, 2008.
[127] Zaner R M. Troubled voices: stories of ethics and illness [M]. Cleveland, Ohio: Pilgrim Press, 1993.
[128] Frankl V E. The will to meaning: foundations and applications of logotherapy [M]. Penguin, 2014.

[129] Wright L M, Fletcher M. Spirituality, suffering and illness: ideas for healing [J]. The Canadian Nurse, 2005,101(1):14.

[130] Husserl E. The crisis of European sciences and transcendental phenomenology; an introduction to phenomenological philosophy [M]. Evanston: Northwestern University Press, 1970.

[131] Seifert J. The Philosophical diseases of medicine and their cure: philosophy and ethics of medicine, Vol.1: foundations [M]. Dordrecht: Springer Netherlands, 2004.

[132] Frankl V E. The will to meaning: foundations and applications of logotherapy [M]. New York: World Pub. Co., 1969:72.

[133] Wuellner B J. Dictionary of scholastic philosophy [M]. Milwaukee: Bruce Pub. Co., Marcel G. Sein und haben. Übersetzung und Nachwort [M]. Paderborn: F. Schöningh, 1954.

[134] Marcel G. Sein und haben. Übersetzung und Nachwort [M]. Paderborn: F. Schöningh, 1954:249.

[135] Gröning P, Weber M, Pfaffli A. Into great silence [M]. New York: Zeitgeist Films, 2007.

[136] Tagore R. Stray birds [M]. New York: The Macmillan Company, 1916.

[137] Stump E. Wandering in darkness: narrative and the problem of suffering [M]. Oxford: Clarendon Press, 2010.

[138] Farley M A. Compassionate respect: a feminist approach to medical ethics and other questions [M]. New York: Paulist Press, 2002.

[139] Hildebrand D. The nature of love [M]. South Bend, Ind.: St. Augustine's Press, 2009:79.

[140] Shaw A, Joseph S, Alex Linley P. Religion, spirituality, and posttraumatic growth: a systematic review [J]. Ment Health Religion Cult, 2005,8(1),1-11.

[141] Ransom S, Sheldon K M, Jacobsen P B. Actual change and inaccurate recall contribute to posttraumatic growth following radiotherapy [J]. Journal of consulting and clinical psychology, 2008,76(5):811-819.

[142] Thornton A A, Perez M A. Posttraumatic growth in prostate cancer survivors and their partners [J]. Psycho-oncology, 2006,15(4):285-296

[143] Steel J, Gamblin T, Carr B. Measuring post-traumatic growth in people diagnosed with hepatobiliary cancer: directions for future research [J]. Oncology Nursing Forum, 2008,35(4):643-650.

[144] Salsman J M, Segerstrom S C, Brechting E H, et al. Posttraumatic growth and PTSD symptomatology among colorectal cancer survjvors: a 3-month

longitudinal examination of cognitive processing [J]. Psycho-Oncology, 2009,18(1):30 - 41.

[145] Morris B A, Shakespeare-Finch J, Scott J L. Posttraumatic growth after cancer; the importance of health-related benefits and newfound compassion for others [J]. Supportive Care in Cancer. 2012.20(4):749 - 756.

[146] Linley P A, Joseph S. Positive change following trauma and adversity: a review [J]. Trauma Stress, 2004,17(1),11 - 21.

[147] Park C L, Helgeson V S. Introduction to the special section: growth following highly stressful life events current status and future directions [J]. Consult Clin Psychol, 2006,74(5),791 - 796.

[148] Rabe S, Zöllner T, Maercker A, et al. Neural correlates of posttraumatic growth after severe motor vehicle accidents [J]. Journal of Consulting and Clinical Psychology, 2006,74(5):880 - 886.

[149] Miller W R, Baca J. Quantum change: when epiphanies and sudden insights transform ordinary lives [M]. New York: Guilford Press, 2001.

[150] 顾捷昕.痛苦的意义:比较研究《红字》和《录事巴特比》[D].武汉:武汉大学,2005.

[151] John P I. On the Christian meaning of human suffering: apostolic letter Salvifici doloris of the Supreme Pontiff John Paul II [M]. Washington D. C.: United States Catholic Conference, 1984.

[152] Sokolowski R. Moral action: a phenomenological study [M]. Bloomington: Indiana University Press, 1985.

[153] Hildebrand D. The heart: an analysis of human and divine affectivity [J]. South Bend, Ind.: St. Augustine's Press, 2007:58.

[154] Colosi P J. John Paul II and max scheler on the meaning of suffering [J]. Logos A J Cathol Thought Cult, 2009,12(3),17 - 32.

[155] Colosi P J. John Paul II and Christian Personalism vs. Peter Singer and Utilitarianism: two radically opposed conceptions of the nature and meaning of suffering [J]. Ethics Education, 2009a,15(1),20 - 41.

[156] Claiborne P C. The Siege: A family's journey into the world of an Autistic Child [M]. New York Little Brown & Co., 1995:15 - 29.

[157] Aquinas T. English Province. Summa theologica [M]. 1st complete American ed. New York: Benziger, 1947.

[158] Scheler M. Formalism in ethics and non-formal ethics of values; a new attempt toward the foundation of an ethical personalism [M]. Evanston: Northwestern University Press, 1973.

[159] Allers R. The meaning of Heidegger [J]. New Scholast, 1962,36(4):

445 - 474.

[160] Seifert J. What is life?: the originality, irreducibility, and value of life [M]. Amsterdam: Rodopi, 1997.

[161] Hoyt D. Devoted: the story of a father's love for his son [M]. Cambridge, MA: Da Capo Press, 2010.

[162] Vanier, J. Becoming human [M]. New York: Paulist Press, 1998.

[163] Hull J M. Touching the rock: an experience of blindness [M]. New York: Vintage, 1992:205 - 206.

[164] Marcel G. The mystery of being [M]. South Bend, Ind.: Gateway Editions, 1978:46.

[165] Leder D. Medicine and paradigms of embodiment, Entre nous: on thinking-of-the-other [M]. New York: Columbia University Press, 1984.

[166] Halpern J. From detached concern to empathy: humanizing medical practice [M]. Oxford: Oxford University Press, 2001.

[167] Siegler M. The nature and limits of clinical medicine In E. J. Cassell & M. Siegler (Eds.) [J]. Frederick, Md.: University Publications of America, Inc., 1985:48.

[168] Pellegrino E D. The healing relationship: the architectonics of clinical medicine. In E. E. Shelp (Ed.) [J]. The Clinical encounter: the moral fabric of the patient-physician relationship, 1983,14,153 - 172.

[169] Pellegrino E D. The anatomy of clinical judgments: Some notes on right reason and right action, Clinical judgement: a critical appraisal: proceedings of the Fifth Trans disciplinary Symposium on Philosophy and Medicine [J]. Boston: D. Reidel Pub. Co., 1979:171.

[170] Mishler E G. The discourse of medicine: dialectics of medical interviews [J]. Norwood, N.J.: Ablex Pub. Corp., 1984.

[171] Silberman C E. From the patient's bed. There are scientific as well as ethical reasons for increased involvement by patients in decisions about their own care [J]. Health Manage Q, 1991,13(2):12 - 15.

[172] Seifert J. What is human health? Towards understanding its personalist dimensions, person, society, and value: towards a personalist concept of health [J]. Dordrecht, Boston: Kluwer Academic Pub., 2002:101.

[173] Wojtyla K. The acting person [J]. Dordrecht; Boston: D. Reidel Pub. Co., 1979.

[174] Buchanan J H. Patient encounters: the experience of disease [M]. Charlottesville: University Press of Virginia, 1989.

[175] McWhinney I R. Changing models: the impact of Kuhn's theory on medicine

[J]. Fam Pract, 1984,1(1),3-8.

[176] Helman C G, Cassell E J. The healer's art: a new approach to the doctor-patient relationship [J]. RAIN, 1977(20):9.

[177] Ramsey P. The patient as person; explorations in medical ethics [M]. New Haven: Yale University Press, 1970.

[178] Stoddard S. The Hospice movement: a better way of caring for the dying [J]. New York: Stein and Day, 1978:21.

[179] Zaner R. A philosopher reflects: A play against night's advance. In D. Rabin & P. L. Rabin (Eds.), To provide safe passage: the humanistic aspects of medicine [M]. New York: Philosophical Library, 1985.

[180] Angoff N R. Making a Place for Emotions in Medicine [J]. Yale J. Health Policy Law Ethics, 2002,2:8.

[181] Kavanagh K H. Meaning in suffering: a Patchwork remembering. In N. E. Johnston & A. Scholler-Jaquish (Eds.), Meaning in suffering: caring practices in the health professions, interpretive studies in healthcare and the human sciences [M]. Madison: University of Wisconsin Press, 2007.

[182] Davis A J. Compassion, suffering, morality: ethical dilemmas in caring [J]. Nurs Law Ethics, 1981,2(5),1-2,6,8.

[183] Harris I. The Meaning of Suffering. In N. E. Johnston & A. Scholler-Jaquish (Eds.), Meaning in suffering: caring practices in the health professions [J]. Madison: University of Wisconsin Press, 2007:66-67.

[184] Toulmin S. On the nature of the physician's understanding [J]. J Med Philos, 1976,1(1),32-50.

[185] Thomas K B. General practice consultations: is there any point in being positive? [J]. Br Med J, 1987,294(6581),1200-1202.

[186] Ryson K A. Spirituality, meaning, and transcendence [J]. Palliat Support Care, 2004,2(3),321-328.

[187] Bakan D. Disease pain & sacrifice: toward a psychology of suffering [M]. Chicago: University of Chicago Press, 1968.

[188] Spaemann R. Persons: the difference between "someone" and "something" [M]. Oxford: Oxford University Press, 2006.